Dr Henri PIED

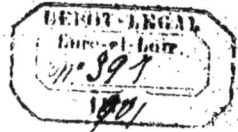

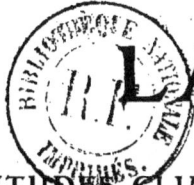

LA SICILE

ÉTUDES CLIMATOLOGIQUES ET MÉDICALES

« J'ay seulement faict, icy, un amas de fleurs
« estrangières, n'y ayant fourny, du mien, que
« le filet à les lier.

« MONTAIGNE, *Essais*, Livre III, chap. XII ».

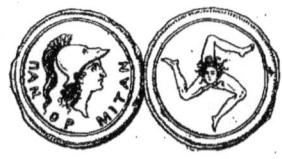

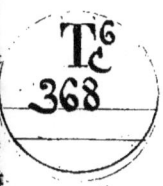

PARIS

C. NAUD, ÉDITEUR

3, RUE RACINE, 3

1901

Dr Henri PIED

LA SICILE

ÉTUDES CLIMATOLOGIQUES ET MÉDICALES

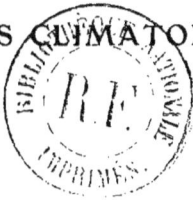

> « J'ay seulement faict, icy, un amas de fleurs
> « estrangières, n'y ayant fourny, du mien, que
> « le filet à les lier.
>
> « MONTAIGNE, *Essais,* Livre III, chap. XII ».

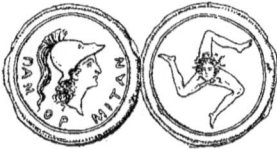

PARIS

C. NAUD, ÉDITEUR

3, RUE RACINE, 3

1901

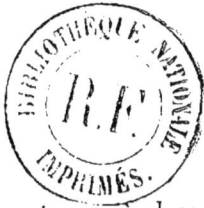

Nous tenons à placer, en tête de ce modeste travail, le nom de notre maître, M. le Dr Récamier ; pendant nos dix-huit mois d'internat à l'hôpital Saint-Michel, nous avons eu l'honneur d'être son élève et c'est à lui que nous devons d'avoir pu, récemment, au cours d'un beau voyage, recueillir les documents nécessaires à cette étude.

Qu'il nous permette de réunir, à son nom, dans un même sentiment d'affection et de reconnaissance, ceux de M. le Dr Noël Hallé, chirurgien de l'hôpital Saint-Michel, et de M. le Professeur agrégé Albarran.

Pendant toute la durée de nos études médicales, comme pendant le cours d'une longue maladie, nos maîtres n'ont cessé de nous donner des preuves de l'affection la plus dévouée ; ils savent bien que nous leur devons, avec toutes nos connaissances chirurgicales, la vie même.

Dans les mêmes circonstances, M. Rendu, médecin de l'hôpital Necker, et M. Dupré, professeur agrégé, nous ont donné leurs soins avec un dévouement dont nous garderons toujours le plus reconnaissant souvenir.

Nous adressons un souvenir ému à la mémoire de M. le Dr de Gennes, ravi prématurément à l'affection de ses élèves et de ses amis : il fut notre premier maître en médecine et nous n'oublierons jamais l'amitié qu'il voulait bien nous témoigner.

M. le Pr Guyon nous a fait le grand honneur de nous admettre comme externe, dans son beau service de

Necker: nous avons pu suivre son merveilleux enseignement et apprécier personnellement son bienveillant intérêt.

C'est avec une sincère gratitude, que nous nous souvenons de l'année pendant laquelle M. le D^r ŒTTINGER a bien voulu nous permettre de suivre, comme externe, son service de l'hôpital Broussais et nous donner, avec ses précieuses leçons cliniques, de nombreux témoignages de sympathie.

Nous conserverons comme un guide, pour toute notre pratique médicale, le souvenir des leçons si précises sur les maladies cutanées et sur leurs rapports avec la pathologie générale, que M. le Dr BROCQ nous a prodiguées, pendant notre année d'externat à l'hôpital Broca. Nous chercherons à nous montrer digne de l'intérêt que ce maître bienveillant continue à nous témoigner.

A la clinique Baudelocque, nous avons étudié l'art des accouchements, sous la haute direction de M. le Pr PINARD. M. le Dr Funck BRENTANO, chef de laboratoire, a bien voulu nous prêter l'assistance de ses conseils et de son amitié.

Nous sommes profondément reconnaissant à M. le Pr BRISSAUD de l'honneur qu'il veut bien nous faire en acceptant la présidence de notre thèse.

Enfin nous tenons à adresser l'expression de notre affectueuse gratitude à M. le Dr Jean HALLÉ, chef de clinique de M. le Pr GRANCHER, à nos amis MM. les Drs PLUYAUD, André GIBOTTEAU, GENOUVILLE, POUZOL, SARREMONE, CAPDEPONT, à notre ami POULAIN, interne des hôpitaux, qui nous ont donné, avec leurs précieux conseils, des témoignages constants de leur amitié.

INTRODUCTION

Arrivé à la fin de nos études médicales, nous avons eu l'heureuse fortune de faire un long séjour, en Sicile, au printemps dernier.

Cette île, une des plus belles de la Méditerranée, attire les touristes par la beauté de ses sites, les souvenirs historiques et les magnifiques vestiges de l'art antique qu'elle possède.

Il nous a semblé, qu'à côté de cet aspect, sous lequel on la considère ordinairement, la Sicile en avait un autre, moins connu, mais non moins intéressant, offrant au médecin un champ curieux d'études.

Le climat qui possède de remarquables qualités, la vie populaire, si curieuse dans plusieurs de ses manifestations, les caractères spéciaux que revêtent dans l'île certaines maladies nous ont paru mériter l'attention.

Nous avons écrit, ici, à côté du résumé de nos lectures et de nos conversations, ce que nous avons vu, ce que nous avons pensé.

Dans une première partie, nous donnerons une étude aussi complète que possible du climat sicilien et de la convenance de l'île, comme station climatérique. Cette étude ne peut manquer d'intérêt; la climatologie est en ce moment à l'ordre du jour, et, dans la lutte engagée contre la tuberculose, les moyens thérapeutiques, tirés de l'action des climats, ont une remarquable valeur.

Nous avons joint à l'étude du climat une étude succincte des maladies les plus fréquentes en Sicile, insistant seulement sur la lèpre et la syphilis que nous avons été à même d'étudier plus complètement.

La médecine populaire sicilienne qui a gardé, de nos jours, les traditions des célèbres écoles du moyen âge, nous fournit le sujet de la seconde partie de ce travail.

Nous tenons à adresser l'expression de notre reconnaissance à M. le Pr TOMMASOLI, de Palerme, qui nous a ouvert, avec la plus grande bienveillance, les portes de son service.

Nous avons trouvé là, en M. le Dr PHILIPPSON, premier assistant, un maître et un ami qui a facilité nos recherches et mis à notre disposition des documents précieux.

M. le Dr CALLARI connaît bien notre gratitude pour les travaux intéressants qu'il nous a communiqués.

PREMIÈRE PARTIE

ÉTUDE DU CLIMAT SICILIEN

—

CHAPITRE PREMIER

LES FACTEURS DÉTERMINANTS DU CLIMAT

Dans son traité sur les *Airs,* les *Eaux* et les *Lieux,* Hippocrate disait : « Celui qui se propose de faire des « recherches exactes, en médecine, doit étudier l'influence « des saisons, des vents, du sol et des eaux... » Ces mots, le titre même de l'ouvrage, indiquent toute l'importance que le Père de la médecine attachait à l'étude du climat.

Il est difficile de donner, du climat, une définition qui soit en même temps un programme d'études.

Fonssagrives, adoptant la définition de Humboldt, écrivait dans son remarquable article du *Dictionnaire encyclopédique* : « Un climat est l'ensemble des varia- « tions atmosphériques qui affectent nos organes, d'une « manière sensible, la température, l'humidité, les chan- « gements de pression barométrique, le calme de l'at- « mosphère, les vents... »

Si l'on entend, sous le nom de climat, le milieu dans lequel vivent les êtres organisés, en un point déterminé de la surface du globe, il semble qu'il faille ajouter à ces recherches météorologiques, des considérations sur la latitude et l'altitude du lieu, l'étude du sol, des eaux, de toutes les conditions locales qui peuvent modifier les phénomènes atmosphériques et enfin rechercher la manière dont ce climat réagit sur la vie.

Nous allons essayer d'appliquer cette méthode à l'étude du climat sicilien.

Nous sommes obligés d'entrer dans un grand nombre de détails géographiques et météorologiques qui ne sont pas, à notre avis, inutiles ; pour nous, ils constituent les bases sur lesquelles le médecin doit nécessairement s'appuyer pour apprécier la valeur d'un climat, son action sur l'homme et juger de son emploi, comme moyen thérapeutique.

La Sicile est la plus grande île de la Méditerranée. Située entre 36°37' et 38°18' de latitude Nord, elle marque, à peu près, le centre de la grande mer intérieure, par rapport aux trois continents qui l'entourent.

A cause de sa forme triangulaire, les anciens l'appelaient « Trinacria ».

Au point de vue géographique et politique, la Sicile fait partie de l'Europe ; mais son climat semble la rapprocher du continent africain et l'on a pu, avec raison, appeler la Sicile, la porte de l'Afrique.

Sa pointe Sud-Ouest, Marsala, n'est séparée du cap Bon que par un détroit de 120 kilomètres de large. Il est probable qu'à un moment donné de l'histoire du globe, la

Sicile dut faire partie du continent africain, auquel l'unit un plateau sous-marin, recouvert, en moyenne, par 200 mètres d'eau.

La Sicile a une étendue de 9 935 milles carrés. C'est, dans son ensemble, un plateau montagneux, moyennement élevé, qui, environ à 10 milles des côtes, s'abaisse en pente douce, vers la mer.

Elle possède le climat méditerranéen, dont les principaux caractères sont la chaleur, la douceur, l'égalité de la température, la clarté de l'atmosphère, une humidité modérée et une grande proportion de beaux jours.

Température. — La température de la Sicile peut être établie d'après les observations faites, sur différents points de son territoire. A Palerme la moyenne annuelle est environ de 18°,15, à Catane 18°, à Syracuse, Girgenti 17°. On peut estimer la moyenne annuelle de l'île à 17°,5.

La différence de température, entre les saisons, les mois, enfin, entre les différentes parties du jour, est modérée ; il y a rarement des oscillations thermiques brusques.

L'abaissement thermique qui se produit sur la côte d'azur, au moment du coucher du soleil, n'existe pas en Sicile.

Is. Owen affirme que pendant tout le mois de novembre il n'a pas remarqué de changement sensible de température, après le coucher du soleil. « L'air, jour et « nuit, dit-il, est resté agréablement chaud. »

Les températures extrêmes sont exceptionnelles : le thermomètre ne descend presque jamais à zéro et le maximum thermique, noté par le capitaine Smith, fut de

32 à 37° pendant les jours de sirocco qui ne sont pas fréquents.

En été, de juin à la fin d'octobre, il fait généralement chaud, avec une moyenne thermique de 22°; l'hiver est ordinairement doux avec une moyenne de 10° à 12°. La saison la plus agréable est le printemps, comprenant les mois de mars, avril et mai où il y a une moyenne de 13 à 18°.

L'influence de l'entourage méditerranéen est un des principaux facteurs qui déterminent le climat sicilien. La Méditerranée est une étendue d'eau comparativement chaude; comme le Dr Marcet l'a démontré, la température de la surface de la mer dépasse, en moyenne, de 12° Fahrenheit (6°,6 C.) la température minima de l'air.

La Sicile est ainsi baignée, de tous côtés, et en toutes saisons, par une mer relativement chaude, ce qui conserve sa température estivale jusqu'en novembre.

Il ne paraît pas que les courants marins exercent une influence considérable sur le climat sicilien.

Tout au contraire, les conditions d'altitude, d'abri et d'exposition locale ont une influence remarquable sur la température de quelques points de l'île. Ainsi, Palerme doit, en partie, au cercle de montagnes qui l'entoure, la douceur et l'égalité de son climat.

Catane se ressent de la proximité des neiges de l'Etna et la constitution volcanique de son sol augmente la chaleur de ses étés. Girgenti fait face à la Tunisie et subit l'influence de l'Afrique.

Les vents. — Le vent est aussi un facteur qui influe fortement sur la température et le climat d'un pays.

D'une façon générale, en Sicile, les vents sont variables, en force et en direction.

Le vent dominant d'octobre à mars est l'O.-S.-O. ; c'est un courant marin équatorial qui apporte la pluie. De mai à septembre, le courant polaire N.-E. domine et, pendant plusieurs semaines consécutives, il n'y a pas de pluie. Au moment des équinoxes, il y a lutte entre le courant équatorial et le courant polaire et le temps est variable.

Le siroco, vent du S.-S.-E., qui vient des déserts de l'Afrique, souffle en toute saison ; mais il est rare en hiver et plus fréquent au moment des changements de saison. Par son passage au-dessus de la mer, il est amené à un degré de température supportable sur la côte Est, où il arrive d'abord. Mais il paraît acquérir une chaleur nouvelle en passant sur les terres et il devient très désagréable, à mesure qu'il s'avance vers l'Ouest.

Nous avons eu l'occasion d'observer à Palerme cette année, le 10 mars, le phénomène décrit par les journaux sous le nom de « pluie de sang » qui n'est autre que le siroco.

La veille, la journée avait été superbe ; le ciel clair, l'atmosphère tiède et calme et rien ne pouvait faire supposer la perturbation atmosphérique du lendemain. Le 10 mars, à l'aube, un vent violent s'éleva, apportant avec lui des tourbillons de poussière rouge. Le ciel avait une teinte livide ; les maisons, le sol et les arbres revêtaient une couleur rouge brique ; l'atmosphère donnait une impression de chaleur desséchante très pénible.

Le baromètre était descendu à 750 millimètres, le thermomètre marquait 27° Réaumur (33°,75 C.), un brouillard dense obscurcissait l'air. Le vent dura 24 heures avec de très courtes accalmies, et le lendemain tout était rentré dans l'ordre.

Ces phénomènes, assez rares, ne dépassent guère comme durée 2 ou 3 jours au plus.

L'existence du siroco semble constituer un gros inconvénient du climat sicilien pour les malades.

Cependant le peu de fréquence et de durée de ce vent, la possibilité d'atténuer, dans une large mesure, ses effets nuisibles, en évitant de sortir pendant quelques heures, permettent d'affirmer qu'il ne peut être un obstacle au séjour des malades dans l'île.

Les médecins siciliens n'ont, d'ailleurs, remarqué aucune aggravation dans l'état sanitaire du pays au moment des périodes de siroco.

Régime des pluies. — Suivant le Pr Dove, l'Europe peut être divisée en deux zones, au point de vue du régime des pluies.

Le Nord qui comprend la partie septentrionale de l'Espagne, la France, la Grande-Bretagne, l'Allemagne, la Suisse et le Nord de l'Italie, a des pluies en toutes saisons.

Dans la zone du Sud, qui embrasse le Sud de l'Espagne, le Sud de l'Italie, la Sicile et la Grèce, il existe une véritable saison des pluies, comprenant les mois d'hiver.

En effet, la quantité moyenne d'eau tombée en Sicile dans l'année peut être évaluée à o^m,66, répartie en 90 à 100 jours environ, dont les deux tiers se comptent d'octobre à mars.

Les pluies, pendant la saison d'hiver, ont l'inconvénient

d'amener parfois des abaissements sensibles de température. Mais elles ont l'avantage d'empêcher la formation de poussières et jointes à l'atmosphère marine qui entoure l'île, d'y entretenir un état d'humidité modérée.

État hygrométrique de l'air. — La moyenne de l'humidité de l'air est de 0,65 à Palerme, de 0,61 à Catane, de 0,72 à Syracuse. Plus élevée en hiver (novembre, décembre et janvier), elle s'abaisse en été, sans jamais dépasser, pendant les mois les plus chauds, un minimum de 0,60.

L'humidité est suffisante pour tempérer la chaleur, mais toujours éloignée du point de saturation. Cette considération jointe à la rareté des oscillations thermiques brusques, empêche la précipitation de la vapeur d'eau et la formation fréquente de brouillards.

Les brouillards, en Sicile, ne sont ni fréquents ni continus. Ils existent surtout en hiver et au printemps, au voisinage des côtes et dans les premières heures du jour : circonstance bien connue des navigateurs, le brouillard se dissipe ordinairement de 7 heures à 10 heures du matin.

L'absence de brouillards fréquents et continus explique à la fois *l'ordinaire clarté de l'air* et *la grande proportion de beaux jours.*

Il n'est guère de région, en Europe, si l'on en excepte les îles de l'archipel (où le brouillard est à peu près inconnu) où le ciel soit plus clair qu'en Sicile. On compte, en moyenne, en Sicile de 220 à 280 beaux jours par an.

Nature du sol. — La Sicile est de formation géologique relativement récente. La chaîne de montagnes qui

la traverse du N.-E. au S.-E. est seule d'origine primaire
et formée de roches cristallines. Elle semble être la conti-
nuation de la chaîne de l'Aspromonte en Calabre.

Les montagnes de la côte Nord et leurs ramifications
sont composées de roches calcaires secondaires.

Le centre de la Sicile appartient à la formation tertiaire, calcaire et arénacée et se compose de montagnes
rocheuses, coupées de profondes vallées.

La Sicile a peu de plaines très étendues : les principales sont celles de Catane, de Terra Nova et les Campi
Geloi. Ces plaines sont de formation quaternaire et allu-
viale.

Le mont Etna est complètement séparé du système des
montagnes de Sicile : de formation volcanique, il constitue
la partie la plus récente de l'île.

La plus grande partie du sol sicilien est de formation
calcaire. Ceci peut contribuer à l'élévation de la température de l'île.

Shübler a démontré le grand pouvoir absorbant calorifique du sol calcaire. La capacité d'absorption calorifique
du terrain sablonneux et calcaire est représentée par 100
tandis qu'il n'accorde que 73 au gypse, 71 à l'argile
compacte, 68,4 pour la terre argileuse, 49 pour l'humus.

La puissance d'absorption calorifique du sol est encore
un des facteurs de l'égalité de température, sur laquelle
nous avons insisté.

Les eaux. — Les rivières de Sicile, désignées sous le
nom de « fiume », sont assez nombreuses, mais petites et
la plupart du temps desséchées en été.

L'île abonde en eaux minérales et thermales. Le voisinage de la mer, la formation géologique du sol, l'activité volcanique de l'île font supposer qu'il doit exister un certain nombre de sources chaudes, principalement sulfureuses et chlorurées-sodiques.

Ce n'est pas ici le lieu de traiter complètement la question des eaux thermales en Sicile, puisque nous nous occupons spécialement de climatologie ; mais nous ne pouvons nous empêcher d'étudier sommairement tout au moins un type de source chlorurée-sodique : Termini ; deux sources sulfureuses : Sciacca et Aci Reale.

Termini-Imerese, situé sur la côte Nord de l'île à 37 kilomètres de Palerme, comprend deux sources chaudes.

L'eau de la source S.-O., limpide à l'émission, se trouble par une exposition prolongée à l'air.

Sans couleur et sans odeur, elle a un goût salé.

T. : 43° C.		Calcium.	0,5291
Poids spécif.	1,117	CO_2	0,1300
Chlore.	8gr,3072	SO^4H^2	0,1078
Sodium.	4gr,6927	Oxygène.	0,0011
Magnésium.	0gr,3492		

Le chlore est présent, sous forme de chlorure de sodium principalement, accessoirement de chlorure de calcium et de magnésium. C'est une eau chlorurée sodique forte.

L'eau de la source N.-E. est limpide et ne se trouble pas à l'air. Sa température est de 42°.5, son poids spécifique 1,115. Sa composition chimique ressemble à celle de la source S.-O. ; elle contient en outre un peu de chlorure et de bromure de potassium et une petite quantité de silice.

H. Pied.

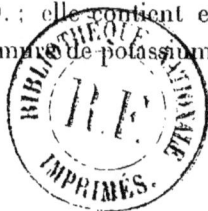

Sciacca est située sur une éminence, en face de la mer, sur la côte Ouest de Sicile.

La ville, qui compte 22 000 habitants, est bâtie non loin de l'emplacement où s'élevaient, jadis, les thermes fameux de Sélimonte.

Dans une vallée, entre la ville et le mont San Calogero, se trouvent des sources nombreuses et de composition variée.

Source sulfureuse. — A une température de 52°.

Elle contient par litre : Hydrogène sulfuré 1^{gr},5 ;

Chorure de sodium 8^{gr},026.

Acqua Santa. — Sa température varie de 30° à 32°. Sa composition ressemble à celle de l'eau de Vichy, elle renferme un gramme d'acide carbonique, par litre.

Acqua Ferrata. — 28°, est riche en carbonate de fer 0^{gr},83 par litre et contient en outre une grande quantité d'acide carbonique libre.

On voit combien sont riches les sources de Sciacca, les bains de vapeurs des grottes du mont San Calogero ajoutent encore à ces ressources.

Aci Reale est une ville riche de 25 000 âmes, bâtie à 160 mètres au-dessus du niveau de la mer, sur les coulées de lave de l'Etna.

Les thermes de Santa Venera permettent d'utiliser les sources sulfureuses, chlorurées et iodurées.

Les eaux contiennent par litre : hydrogène sulfuré 10 centimètres cubes, acide carbonique 95 centimètres cubes, chlorure de sodium 2^{gr},68 et des quantités appréciables de sulfure et d'iodure de sodium, de chlorures de magnésium et de lithium.

Cette étude sommaire permet de se faire une idée de la richesse de la Sicile en eaux minérales et de la valeur thérapeutique de celles-ci.

A Termini et à Aci Reale qui possèdent des établissements bien organisés, on peut soigner tout ce qui se rapporte à la scrofule, aux diathèses arthritique et rhumatismale.

A Sciacca, on trouve une variété de composition, peu égalée, dans les célèbres sources du continent.

Tout d'abord, une source chlorurée-sulfurée, comparable aux eaux d'Uriage, Challes, Aix-la-Chapelle, la source d'Acqua Santa dont la composition ressemble à celle de l'eau de Vichy, enfin la source dite ; Acqua Ferrata, qui se rapproche, par sa richesse en carbonate de fer, de la source Saint-Victor de Royat et qui possède à un haut degré cette qualité importante, la présence d'acide carbonique libre qui favorise l'assimilation du fer.

Outre les eaux minérales thermales, dont nous venons de parler, la Sicile possède de nombreuses sources d'eau potable.

Dans ces dernières années, les villes siciliennes ont fait de louables efforts pour se procurer des eaux potables de bonne qualité.

Palerme, en particulier, a fait capter les sources de Scillato dans les montagnes de la Madonia à 70 kilomètres de la ville.

Ces eaux sont claires, fraîches, bien aérées, modérément minéralisées, ne contiennent pas de matières organiques.

Elles doivent leur pureté à la nature du sous-sol formé d'une couche de craie non contaminée.

CHAPITRE II

INFLUENCE DU CLIMAT SICILIEN SUR LA VIE

Flore. — Les climats modifient profondément la vie végétale, comme la vie animale. La première, envisagée dans les espèces spontanées et, en dehors de l'intervention industrieuse de l'homme, est un réactif autrement sûr de leur action.

« La fixité des végétaux, dit A de Candolle, — dans
« sa Géographie botanique raisonnée — comparée à la
« mobilité des animaux, a cet autre avantage qu'on peut
« arriver, par eux, à connaître plus exactement l'in-
« fluence des conditions physiques sur les corps organisés.
« Les plantes ne choisissent pas leurs conditions, elles
« les subissent et elles en meurent. »

« Je considère volontiers les végétaux, écrivait Fons-
« sagrives, comme des climatomètres vivants, exprimant
« d'une manière synthétique les influences complexes de
« chaleur, de lumière, d'humidité. »

La fertilité de la Sicile est bien connue et les anciens l'appelaient « le grenier de Rome ».

Aujourd'hui, malgré les désastres qui dans le cours des siècles ont ravagé le pays, malgré le déboisement qui exerce une influence néfaste sur la richesse du sol, la Sicile

est encore une des contrées les plus fertiles de la terre,
riche en vigne et en céréales.

L'oranger, le citronnier, l'olivier, le grenadier, l'aman-
dier y poussent vigoureusement en pleine terre et forment
une des principales ressources du pays.

L'aloès, le figuier de Barbarie (cactus) « l'eucalyptus
globulus », sont communs dans les campagnes de Sicile.

La végétation spontanée des endroits déboisés et incul-
tes ressemble absolument, au dire des explorateurs, à
celle de l'Atlas et du Tell algérien.

Mais il est deux régions qui montrent toute la fécon-
dité du sol sicilien.

La célèbre vallée de la Conca d'Oro, près de Palerme,
possède une flore des plus riches et des plus variées.

« Au moment où, dans les autres localités de même
« latitude, la nature est presque morte, écrit le Pr Borzi,
« directeur de « l'Orto Botanico » de Palerme, la Conca
« d'Oro présente la plus luxuriante végétation. »

En plein air, sans protection spéciale, poussent le
bananier, l'ananas sativus, la canne à sucre. Plusieurs
espèces de bambous, le cotonnier croissent librement.
Le caféier, s'il est protégé des vents, produit un fruit
aromatique et de bonne qualité.

Il n'est pas besoin d'ajouter que les orangers, les ci-
trons, les figues et les amandes sont parmi les fruits
ordinaires qu'on recueille abondamment dans la Conca
d'Oro.

La remarquable adaptation du climat et du sol de
Palerme à la vie des plantes des pays, les plus différents,

a donné au Pr Borzi l'idée de faire de la capitale sicilienne le siège d'un jardin d'acclimatation international où les botanistes des différents pays pourraient étudier la flore de plusieurs régions différentes, simultanément et goûter tous les avantages de la méthode d'observation comparée.

Sur les flancs de l'Etna, s'étagent trois zones qui présentent, suivant l'altitude, une végétation puissante et variée.

Sur la première zone, du niveau de la mer à 1 400 mètres d'altitude, poussent la vigne, l'olivier, l'oranger, le citronnier, le figuier, le grenadier.

Des chênes superbes, des châtaigniers, des hêtres, toute la flore de nos régions tempérées, occupent la deuxième zone jusqu'à 2 200 mètres.

La troisième zone (scoperta ou deserta) s'étend jusqu'au sommet. La flore, pauvre, ressemble à celle des Alpes.

Pour nous, cette cohabitation des plantes des zones tempérées et de la zone tropicale sous le climat sicilien est la meilleure preuve de l'égalité de ce climat, en quelque sorte intermédiaire aux deux extrêmes.

Faune. — L'influence du climat sur la faune est plus difficile à saisir et plus restreinte.

Les animaux ont une élasticité climatérique plus grande, peuvent se déplacer, sont détruits, sélectionnés, importés par l'homme.

La faune fossile peut nous donner des renseignements sur la faune réelle du climat, à une époque où l'action de l'homme était réduite à son minimum.

Or la faune fossile sicilienne comprend une grande

quantité de restes de pachydermes, montrant une analogie de plus entre cette île et le continent africain.

Jusqu'à notre époque, plusieurs animaux de la classe des reptiles ont persisté en Sicile : tel le *Caméléon*, qui est un des genres les plus caractéristiques de la faune d'Afrique et de Madagascar.

Influence du climat sicilien sur l'homme. — Naissances, mortalité, augmentation de la population. État sanitaire général du pays. — Il est certain que l'homme reçoit des modifications profondes du milieu climatérique dans lequel il vit.

Il est difficile de les connaître, en raison de tous les moyens dont l'homme dispose pour se protéger des influences extérieures.

L'industrie en multipliant les moyens de migration et de résistance climatérique, le métissage, qui en est la conséquence, en compliquent l'étude et ne permettent d'obtenir que des résultats relatifs.

La race sicilienne n'est pas une ; elle est l'aboutissant complexe de tous les peuples qui ont tour à tour occupé ce pays. Grecs, Romains, Arabes, Normands, Français, Espagnols ont contribué à peupler la Sicile et il est possible de retrouver encore quelques types purs. L'ethnologie sicilienne constitue une étude considérable et pleine d'intérêt ; mais nous ne pouvons que l'indiquer ici.

Les moyens qui permettent d'apprécier relativement l'influence d'un climat sur l'homme sont tirés de l'étude comparée des tables de naissance et de mortalité, de la nature, du nombre et des formes des maladies régnantes, de l'état sanitaire général d'un pays.

La Sicile qui, en 1860, comptait un peu plus de 2 millions d'habitants, a une population de 3 500 000 âmes.

La population de la seule ville de Palerme a doublé depuis cette époque et comprend aujourd'hui 260 000 habitants.

La Sicile a la réputation d'être une des parties les plus salubres du royaume d'Italie.

La mortalité générale, pour l'Italie, est en moyenne de 28 pour 1 000 habitants, en Sicile de 25 pour 1 000.

Nosographie. — Nous n'avons pas l'intention de donner, ici, une étude complète de la nosologie sicilienne.

Nous essaierons de tracer un aperçu général des maladies régnantes, insistant seulement sur l'étude de la syphilis et de la lèpre, si différentes suivant les climats, et que nous verrons toutes les deux influencées, différemment, par le climat sicilien.

Les affections intestinales, la dysenterie et la diarrhée sont assez fréquentes, surtout en été et en automne.

La question si intéressante de la *fièvre typhoïde* est discutée. Pour les Prs Cervello et Giufré, la fièvre typhoïde vraie serait rare en Sicile. Les auteurs que nous avons consultés s'accordent généralement à reconnaître que la dothiénentérie est peu fréquente, ordinairement bénigne.

D'après les statistiques de la municipalité de Palerme, le nombre de cas de fièvre typhoïde a été pour cette ville de 76 cas en 1893 ; 151 cas en 1894 ; 58 cas en 1895 et, en 1896, 112 cas. Ces chiffres semblent peu élevés pour une ville qui possède 260 000 habitants.

Mais il est probable que beaucoup de cas de fièvres, désignés sous le nom de « febbre infettiva », « febbre innominata » par des médecins siciliens. sont des cas de fièvre typhoïde atténués.

Il nous a été donné d'observer, à Palerme, deux étrangers, arrivés depuis peu en Sicile, atteints de fièvre continue. Plusieurs médecins sérieux, appelés auprès de ces malades, ne diagnostiquèrent pas la dothiénentérie. Malheureusement, le sérodiagnostic n'a pas été fait : cependant nous restons convaincus que nous avions affaire cliniquement à des cas de fièvre typhoïde vraie.

Le choléra fit plusieurs apparitions en Sicile au siècle dernier : l'épidémie de 1837 fit 24 000 victimes dans la seule ville de Palerme. La dernière, celle de 1893, fut heureusement moins grave.

Il est probable que les mesures d'hygiène prises pour assainir les villes et donner de l'eau d'alimentation de bonne qualité diminueront, dans l'avenir, la fréquence et la gravité de ces affections. De sérieux progrès ont été réalisés jusqu'à ce jour.

La diphtérie est assez fréquente : elle a causé à Palerme, en 1893, 126 décès, en 1894, 305, en 1895, 267 et en 1896, 138 décès.

Parmi les *affections de l'appareil respiratoire*, les bronchites simples et la pleurésie sont communes, la pneumonie est rare et la *tuberculose pulmonaire* est au-dessous de la moyenne générale de l'Europe.

D'après Hirsch, « Handbook of Geographical and Historical Pathology, » la mortalité par tuberculose pulmonaire atteint à Paris 4.1 pour 1 000 habitants, 3,2 à Londres, 3,8 à Berlin, 3,42 à Rome, à Palerme 2,64, à Catane 1,42.

La malaria est fréquente en Sicile. Mais cette affection sévit surtout en été, de juin en octobre, dans les plaines basses et marécageuses et n'atteint guère que les cultivateurs de ces régions. Les localités infestées sont circonscrites et éloignées des grands centres.

En fait, les voyageurs et les malades qui se rendent en Sicile, d'octobre à mai, n'ont pas à redouter la malaria s'ils ne visitent les quelques plaines marécageuses de l'île (surtout Piana di Catania, Campi Geloi) où la maladie semble circonscrite.

La rareté des moustiques dans l'île, en dehors des quelques régions infestées, explique la localisation de la malaria.

« Pendant mon séjour entier, dit le Dr Owen, qui a « parcouru la Sicile pendant les mois de novembre et « décembre, je n'ai rencontré des moustiques qu'en une « seule place et en petite quantité et n'ai pas eu besoin de « me servir de moustiquaire. »

Ces conclusions résultent d'enquêtes faites en divers points de l'île et sont conformes aux vues du Pr Cervello, de Palerme, et du Dr Tommasi-Crudeli, de Rome, dont le nom fait autorité en matière de malaria.

En outre, l'infection paludéenne ne revêt pas ordinairement de formes graves ; la malaria, qui cause en Calabre, en Campanie, en Sardaigne de 20 à 25 décès par 1 000 habitants, n'entraîne en Sicile qu'une mortalité de 8,4.

LA LÈPRE EN SICILE

La lèpre était très répandue, au moyen âge, dans

toute l'Europe : on en compte encore, aujourd'hui, des cas nombreux en Scandinavie, en Russie, en Espagne et en Italie et la Sicile semble être un de ses foyers principaux, sur notre vieux continent.

Elle y était même, à ce point, fréquente, il y a peu d'années encore, que le Dr Bardet pouvait écrire en 1884 : « En Sicile, l'augmentation des malades est même « telle, qu'il est sérieusement question de rétablir des « léproseries. »

Des statistiques récentes montrent, dans ces dernières années, une diminution notable du nombre des lépreux. Il n'en est pas moins vrai qu'il existe, en Sicile, un certain nombre de foyers de lèpre qu'il est intéressant d'étudier.

Origines de la lèpre en Sicile. — Les origines de la lèpre, dans l'île, sont encore entourées d'obscurité.

Les Sarrasins, dit-on, l'apportèrent, en envahissant le pays, vers l'an 827, mais il est possible que cette affirmation ait été dictée par la haine atroce que les habitants du pays nourrissaient contre les envahisseurs.

D'après les recherches du Pr Ferrari, de Catane, il est vraisemblable que la lèpre a été importée en Sicile par les Israélites qui vinrent dans cette île, en grand nombre, après la destruction de Jérusalem, au moment même où cette maladie sévissait parmi eux.

Les léproseries. — Les premières notions qu'on ait eues de la lèpre, en Sicile, paraissent remonter au commencement du xie siècle, sous le règne de Roger II.

On vit alors s'élever, à Palerme, comme en d'autres points de l'île, des asiles destinés à recevoir des lépreux.

A Palerme, cet asile établi tout d'abord dans la maison dite « casa di san Leonardo » fut transféré, en 1150, par le roi Guillaume I, dans une maison annexée à l'église de Saint-Jean-Baptiste. Cette église porte encore, de nos jours, le nom de : « S. Giovanni dei Leprosi. »

A Catane, en 1428, fut également instituée une léproserie et des ordres très sévères furent donnés aux officiers de la cité d'y renfermer tous les lépreux et de les séparer du commerce des hommes.

Le premier travail que nous ayons sur la lèpre en Sicile remonte à 1819. A cette époque, le Dr Lombardo, de Trapani, fit une étude sur les cas de lèpre de son pays, en y comprenant trois cas de l'île de Favignana.

En 1831, Adragna écrivait que la lèpre de Trapani n'était pas contagieuse, au contraire de Lombardo qui affirmait la contagion et réclamait des mesures sérieuses pour l'isolement des malades.

G. Profeta, alors Directeur de l' « Istituto dermosifilopatico di Palermo » publia, en 1875, les résultats de huit années de patientes recherches : 114 cas de lèpre.

Ferrari, en 1888, publia 39 cas, et en 1893, 3 autres cas, suivis de mort.

Pellizari, de Florence, au dernier Congrès sur la lèpre, tenu à Berlin en 1897, rapporta le cas d'un cocher de Palerme, observé par lui, et deux cas observés par de Amicis (un cas de Marsala, un de l'île de Pantelleria).

Réunissant les résultats des enquêtes de ces différents auteurs; nous trouvons un total de 191 cas de lèpre observés par les médecins siciliens dans une période de 30 ans (1867-1897).

La province la plus atteinte est celle de Syracuse, et dans celle-ci, plus particulièrement la petite ville d'Avola. Viennent, ensuite, les provinces de Trapani, Girgenti, Palerme, Messine, Catane et Caltanisetta.

Enquête de 1898. — Le Pr Tommasoli fit faire, en 1898, une enquête qui présente des conditions de valeur et de sincérité très grandes. Sous son inspiration, par l'intermédiaire de la préfecture de Palerme et du médecin provincial, il fut envoyé à tous les médecins de l'île un questionnaire leur demandant de faire connaître :

Le nombre de lépreux existant dans leur clientèle ;

Les antécédents héréditaires et personnels de ces malades ;

La date du début de la maladie et de l'époque où elle fut diagnostiquée,

La forme prédominante de la lèpre,

L'état de santé général des lépreux ; leur profession, les conditions économiques de leur vie, s'il y a d'autres lépreux dans leur famille ou leur voisinage ;

Enfin, si le malade serait disposé a être hospitalisé gratuitement à la clinique.

Si le résultat de cette enquête montre que la distribution géographique de la lèpre s'est quelque peu modifiée, au point de vue de l'étude clinique de cette maladie, il se rapproche sensiblement de celui qui se dégage des précédentes observations.

Résultat numérique :

L'enquête a pu recueillir un nombre total de 70 cas (40 hommes, 30 femmes) dont 27 ont succombé depuis.

Il n'est pas possible de tirer de ces chiffres une opinion sur l'augmentation ou la diminution des cas de lèpre en Sicile. Nous verrons à la fin de ce travail qu'il est facile de prouver la diminution des foyers de lépreux d'après les résultats de cette étude.

Mais à ne considérer que le nombre des malades, il est difficile d'établir cette opinion.

L'étude du Pr Tommasoli est une étude d'ensemble, montrant le nombre des cas de lèpre en 1898, dans toute l'étendue de l'île ; les auteurs précédents observaient à des époques différentes et dans certains points de l'île. Il est d'ailleurs vraisemblable qu'un certain nombre des cas signalés par les premiers observateurs est compris dans la statistique de 1898.

TOPOGRAPHIE d'après l'enquête de Tommasoli :

La province de Syracuse vient en tête (36 cas) avec la petite ville d'Avola, comprenant pour elle seule le nombre respectable de 17 lépreux.

Viennent ensuite, la province de Catane (11 cas), Trapani (9 cas), Messine (9 cas), Palerme et Girgenti (4 cas).

Considérations cliniques sur la lèpre en Sicile. — Ces considérations sont le résumé des conclusions de tous les observateurs.

AGE. — La maladie débute ordinairement de 20 à 24 ans. On a noté un minimum de 3 ans, un maximum de 32 ans pour le moment où la maladie révèle ses premiers signes et exceptionnellement, 1 cas ayant débuté à la naissance, 1 à 9 mois, 1 à 50 et enfin 1 à 66 ans.

Sexe. — Les hommes sont plus atteints que les
femmes :

	HOMMES	FEMMES
Enquête du Dr Proféta. . .	80	34
— Dr Ferrari. .	31	8
— Dr Tommasoli.	40	30
	151	72

Profession. — A part deux marins, tous les malades
examinés étaient des « contadini » paysans.

Contagion. — La contagion admise aujourd'hui, et
facilement admissible depuis la découverte du bacille de
Hansen, reçoit des preuves nouvelles et nombreuses de
multiples observations.

Un malade de Pachino déclare que la rue où se trouvait sa demeure était habitée depuis de longues années
par plusieurs familles de lépreux, c'était une véritable
léproserie naturelle.

Dans un grand nombre d'observations, on trouve des
familles entières, père, mère, frère et sœur, frappées.

L'encombrement, une hygiène défectueuse, l'alimentation insuffisante, expliquent la fréquence de la contagion
de la lèpre.

Hérédité. — La plupart des médecins siciliens que
nous avons cités trouvent dans ces cas de lèpre familiale
un argument en faveur de l'hérédité de la lèpre.

Il nous semble (l'âge moyen du début de la maladie
(20 ans) en est une preuve) qu'ils prouvent plutôt la contagion familiale que l'hérédité.

Un seul cas. P. M. de la province de Catane, aujourd'hui âgée de 27 ans, et lépreuse depuis sa naissance, plaide en faveur de l'hérédité directe.

FORMES CLINIQUES. — La plus commune semble être la forme tuberculeuse (43 cas sur 70, dans l'enquête de 1898).

Les quatre malades, que nous avons pu observer à la clinique du Pʳ Tommasoli, présentaient la forme tuberculeuse.

On rencontre quelques cas de lèpre maculeuse et anesthésique : la forme maculo-tuberculeuse est plus rare.

Une localisation fréquente de la maladie a été observée à la clinique. Sur 13 hospitalisés, 8 présentaient des lésions des voies respiratoires et l'aphonie lépreuse typique.

MALADIES CONCOMITANTES. — La coexistence de la malaria a été notée 9 fois et la tuberculose a souvent hâté la mort de plusieurs lépreux.

DURÉE ET PRONOSTIC. — La maladie a une durée moyenne de 5 ans (Tommasoli), 13 ans (Profeta) ; quelques malades notoirement lépreux depuis 12, 15, 20 ans vivent encore et sont signalés dans les observations.

Le pronostic est toujours mortel, par suite de complications viscérales graves.

TRAITEMENT. — L'ichtyol, soit localement, soit à l'intérieur (à la dose de 0,50 à 0,75 centigrammes), l'huile de Chaulmoogra, l'acide chrysophanique et l'acide pyrogallique ont été employés en pommades. On a quelquefois employé la thermocautérisation pour détruire les tubercules ; il y a eu récidive dans la cicatrice. Le lavage du sang a été essayé, sans résultat.

L'enquête du Pr Tommasoli montre que, depuis l'année 1888, la lèpre a, dans la province de Palerme, perdu huit foyers et gagné un foyer seulement.

Dans la province de Trapani, perdu 5 foyers et gagné deux nouveaux foyers.

Deux foyers se sont éteints dans la province de Girgenti.

Dans la province de Messine, 4 foyers nouveaux ont remplacé 4 foyers anciens d'où la lèpre avait disparu.

Il y a une augmentation sensible dans la province de Catane qui a gagné 5 foyers nouveaux et n'en a perdu que deux.

L'état de la lèpre dans la province de Syracuse s'est aussi sensiblement modifié ; sept foyers se sont éteints et on a noté un seul foyer nouveau à Pozzalo.

En résumé, la lèpre semble avoir sensiblement diminué en Sicile, dans ces dix dernières années. Vingt-deux foyers de lèpre ne sont plus en activité et neuf seulement se sont formés depuis.

LA SYPHILIS EN SICILE

La syphilis est très répandue, en Sicile, où elle fait d'effroyables ravages, dans toutes les classes de la société.

C'est, d'ailleurs, un fait reconnu généralement ; on sait que l'un des modes les plus fréquents de la vendetta sicilienne est de chercher à défigurer l'adversaire, en lui tranchant le nez, d'un coup de couteau et, cependant, il est d'usage, à Palerme, de dire que la syphilis détruit plus de nez que le couteau.

Ces deux causes réunies ont permis au Dr Argento, chirurgien de l'hôpital « San Saverio », d'acquérir, dans les autoplasties du nez, une expérience qui ne peut guère être égalée ailleurs.

Si nous considérons la fréquence de la syphilis, plusieurs causes semblent l'expliquer :

1° Le grand nombre de cas non traités ;

2° La misère et l'encombrement de nombreuses familles vivant dans des locaux étroits et malsains. La contagion extragénitale, honnête, est fréquente et l'on a pu observer des familles entières infectées par un seul malade ;

3° La liberté relative de la prostitution et surtout le développement de la prostitution clandestine.

Nous ne ferons qu'effleurer ce point délicat de la législation intérieure d'un pays voisin. Nous avons transcrit, ici, l'opinion d'un certain nombre de médecins distingués de Sicile. Deux d'entre eux, à la fin d'une consciencieuse étude : « La Prostituta siciliana » réclamaient récemment encore une réglementation rigoureuse de la prostitution dans l'île.

Il suffit d'avoir passé quelques jours à Palerme et d'avoir vu le racolage se faire librement dans la rue par des enfants de 13 à 15 ans (opérant pour le compte de leur famille) pour comprendre combien cette opinion est justifiée.

Au point de vue de la gravité, on peut dire que la syphilis en Sicile a ordinairement un pronostic sévère et que, vis-à-vis de cette maladie, le climat sicilien, au lieu de donner une atténuation comme pour la lèpre, agit comme les climats tropicaux en donnant plus de malignité.

On verra même, par les observations annexées à l'appendice et qui nous ont été obligeamment communiquées par M. le Dr Philippson, assistant à l' « Istituto Dermosifilopatico della R. Università di Palermo » que l'on y constate des formes d'une gravité heureusement exceptionnelle ailleurs.

Les deux premières se rapportent à des malades morts à la clinique, dont nous avons pu étudier les pièces anatomiques.

Les deux dernières concernent deux sujets en cours de traitement, que nous avons pu examiner et suivre pendant plusieurs semaines.

Les lésions anatomiques du crâne (Obs. I) constituent un cas assez rare de nécrose totale des os du crâne avec séquestre central et exostoses massives périphériques.

La syphilis dans le cas rapporté dans l'observation II s'est comportée comme une maladie infectieuse d'une virulence extrême emportant rapidement le malade.

L'observation III et l'observation IV offrent des cas de syphilis tertiaire maligne, précoce, rebelles au traitement spécifique.

Nombre d'auteurs ont déjà signalé la précocité et la gravité des lésions tertiaires, dans le Sud de l'Italie et en Sicile (Lader, Ziermann, Chardon, Sigmund, Profeta).

La syphilis cérébrale, les affections nerveuses parasyphilitiques (*paralysie générale, tabes*) y sont, au contraire, plus rare qu'en Europe.

Enfin ces observations montrent un fait remarquable fréquemment observé par les médecins siciliens : nous voulons parler de l'inefficacité fréquente du traitement spécifique.

Dans un grand nombre de cas, la maladie et le traitement évoluent parallèlement sans que celle-là semble le moins du monde influencée par celui-ci.

Plusieurs causes peuvent, à notre avis, être invoquées pour expliquer ces faits.

En premier lieu le nombre de cas non traités. Un nombre assez grand de malades échappent au médecin et de plus, comme le dit très bien le Dr Pitré, les Siciliens ont horreur du mercure et ne font pas toujours le traitement prescrit.

Ces cas non traités engendrent des cas plus graves que les syphilis traitées.

Le terrain sur lequel évolue une maladie est un facteur important qui peut déterminer sa gravité ou sa bénignité.

Or, de l'avis de beaucoup de médecins de l'île, le Sicilien, en général, présente aux maladies infectieuses une résistance moindre que nous.

Faut-il en chercher la cause dans le climat spécial de l'île ?

Question délicate et controversée.

Tout le monde connaît la gravité de la syphilis en Algérie et en Tunisie dont le climat se rapproche du climat sicilien.

Il peut donc y avoir là une action spéciale du climat. Mais de plus, la mauvaise qualité et l'insuffisance de l'alimentation ont une action certaine.

La pauvreté des classes populaires en est la cause ; en outre, les Siciliens, même ceux des classes aisées sont loin d'apporter à leur nourriture le soin que lui donnent les habitants du centre et du Nord de l'Europe.

Chez nous, même dans les plus humbles maisons, les repas sont soignés, ils sont plus et mieux qu'un acte nécessaire.

Le Sicilien répète : « Manciu p'un mòriri ». Je mange pour ne pas mourir ; pour lui l'alimentation est un acte indispensable et ennuyeux et, la plupart du temps, il avale à la hâte des aliments insuffisants et mal préparés.

Telles sont les raisons, qui, à notre sens, peuvent expliquer la gravité d'un grand nombre de cas de syphilis, en Sicile.

CHAPITRE III

Pour compléter l'étude de la climatologie sicilienne, il n'est pas sans intérêt de la comparer à celle de quelques stations réputées, au moins dans ses grandes lignes.

Nous passerons sommairement en revue quelques stations de la Côte d'azur, Nice, Menton, San Remo, une des stations d'hiver d'Égypte, le Caire, enfin Madère et les îles Canaries qui présentent avec la Sicile de grandes analogies, malgré une notable différence de latitude.

La Côte d'azur. — Si ce climat possède, en apparence, une plus grande proportion de beaux jours (Nice compte 70 jours de pluie, Menton 80, San Remo 48 et Palerme 116), il a, en revanche, une température moins chaude, moins égale, un air plus sec, une différence beaucoup plus marquée dans les oscillations thermiques journalières.

La moyenne thermique à Nice, Menton, San Remo varie dans les mois d'hiver de 8 à 12°, tandis qu'en Sicile, la température est pendant le même temps de 10° à 15°.

L'admirable climat de la Côte d'azur a deux défauts que ne possède point la Sicile.

Le premier est un écart considérable dans les variation

thermiques journalières, surtout sensible après le coucher du soleil.

Le second consiste en variations passagères mais très prononcées de la température saisonnière, sous l'influence des vents.

Le vent de N.-E., passant sur les sommets neigeux des Alpes, produit un abaissement de température sensible dans tous les points qui ne sont pas parfaitement abrités.

Les méfaits du mistral, vent de N.-O., sont bien connus et un proverbe les a consacrés :

« *La Cour du Parlement, le Mistral, la Durance,*
« *Sont les trois fléaux de Provence.* »

Nous ne savons pas si le Parlement est un fléau pour la Sicile ; mais ni le Mistral, ni la Durance n'y exercent leurs ravages et cette île est presque complètement à l'abri des vents froids. Le vent le plus désagréable, le siroco est chaud, souffle plus rarement et dure moins que le mistral et le vent de N.-E.

Le Caire. — Le climat du Caire et celui de la Sicile présentent des points d'analogie et de contraste. L'un et l'autre ont une grande proportion de temps beau et ensoleillé et, sur ce point, le Caire a, de beaucoup, l'avantage. Le Caire a un climat sec (0.58), la Sicile un climat modérément humide, 0,65.

La température moyenne du Caire est beaucoup plus élevée (12° à 18° de novembre à mars). Palerme n'a que 10° à 15°.

Mais, au Caire, la différence journalière de température est grande. D'après Marcet, la température moyenne à

3 h. 15 du soir (moment le plus chaud) varie entre 26° et 28° ; à 3 h. 15 du matin (moment le plus froid) la température est de 3° à 4°.

La différence journalière est de 23 à 24° tandis qu'en Sicile, à la même époque, elle est environ de 6° à 7°.

Le khamsin égyptien est plus fréquent et plus redoutable que le siroco sicilien.

Madère. — Située dans l'Océan Atlantique, par 12°37′ de longitude Ouest et par 32°45′ de latitude Nord, cette île est renommée par la beauté de ses sites, la vigueur de sa végétation et l'égalité de son climat.

La moyenne thermique des mois d'été (24°,3) comme celle des mois d'hiver (16°,5) se rapproche sensiblement de celle de la Sicile ; ces deux îles ont une différence de température entre les saisons, peu élevée et les variations thermiques journalières sont à Madère de 3° à 10°, en Sicile, de 6° à 7°.

On y compte un nombre à peu près égal de jours de pluie (100 en Sicile, 74 à 102 à Madère), mais la quantité annuelle d'eau tombée à Funchal est de 1ᵐ,25 tandis qu'à Palerme elle se rapproche de 0ᵐ,65. Enfin bien qu'il pleuve surtout à Madère en octobre, novembre et janvier, il n'y existe pas une véritable saison des pluies ; la pluie vient par averses, presque toujours dans l'après-midi et ne dure que quelques heures.

On n'y observe pas — et ceci est un avantage sur le climat hibernal sicilien — des pluies durant plusieurs jours consécutifs.

Madère est universellement connue comme station climatérique et les tuberculeux du monde entier viennent y chercher la santé. Funchal est exclusivement habitée par des malades.

La Sicile, au contraire, n'est pas infectée ; la mortalité par tuberculose pulmonaire y est plus faible peut-être qu'en aucune autre partie de l'Europe.

La Sicile, une des îles les plus anciennement connues et civilisées du vieux monde, est un pays neuf pour la climatothérapie ; elle possède, en outre, l'avantage d'être en communications faciles avec le continent par Messine-Reggio, tandis que Madère, située à 880 kilomètres de la côte occidentale d'Europe, est au moins à deux jours de mer de Lisbonne.

Orotava (Iles Canaries). — Les îles Canaries sont situées entre 26° et 28° de latitude Nord ; elles sont plus près de 8 ou 9° de l'équateur que la Sicile.

Mais les ressemblances météorologiques et botaniques entre ces îles et la Sicile sont plus étroites que leur position géographique ne pourrait le faire supposer.

Leur climat possède les mêmes avantages que le climat sicilien, moyenne hibernale élevée, égalité, douceur de la température, absence d'oscillations thermiques brusques et étendues.

Il n'y a, pour ainsi dire, entre elles, qu'une question de degrés. Les îles Canaries ont une température plus élevée, une atmosphère plus humide ; la proportion de beau temps est un peu plus grande ; on ne compte à Orotava que 40 jours de pluie.

Ne sont-elles pas, d'ailleurs, comme la Sicile, une sorte de trait d'union entre l'Afrique et l'Europe et la parité des avantages de ces deux régions ne montre-t-elle pas l'intérêt qu'il y a à trouver, sur le grand chemin de l'Egypte et de l'Algérie, les qualités climatériques, qu'on allait autrefois chercher à Madère et aux Canaries.

A tous les avantages climatériques que nous venons d'énumérer, la Sicile unit ceux d'un pays pittoresque et rempli de souvenirs. « Ce qui fait l'intérêt et la beauté des choses, écrivait Renan, c'est le cachet de l'homme qui y a passé, aimé, souffert. »

On peut dire que les peuples qui ont tour à tour occupé la Sicile y ont écrit, à chaque pas, l'histoire de leur temps et l'histoire de l'art. Le Pr Strafforello disait : « Ogni zolla di questa paese è storia », chaque motte de terre de ce pays est historique.

La Sicile est aussi très riche de souvenirs artistiques. A Ségeste et à Selinonte, à Girgenti, Syracuse, Taormine, le voyageur pourra admirer de splendides vestiges de l'art grec.

Palerme et Monreale conservent de très beaux monuments de l'architecture chrétienne.

Ces richesses historiques et artistiques seront un charme de plus, et au besoin peuvent devenir un adjuvant utile du traitement climatérique surtout dans le cas d'affections nerveuses.

CHAPITRE IV

PRINCIPALES STATIONS DE L'ILE

Parmi les villes qui offrent le mieux tous les caractères du climat sicilien et qui présentent le plus de ressources, il faut citer, en premier lieu, Palerme.

Palerme n'est pas seulement la capitale de la Sicile : elle est aussi la vraie métropole de l'île au point de vue de la vie commerciale, industrielle et sociale.

Située dans un paysage pittoresque, la ville occupe la partie Ouest de la baie de Palerme, protégée au Nord-Ouest par le monte Pellegrino, abritée au Sud et au Sud-Est par une ceinture de montagnes dont la sépare une vallée riche et fertile, la Conca d'Oro.

Palerme doit les traits spéciaux de son climat, la douceur et l'égalité de sa température aux conditions d'abri local que nous venons d'énumérer.

Sa moyenne thermique annuelle est de 18°,15 ; les variations journalières ne dépassent guère 6° à 7°.

On compte dans l'année environ 229 beaux jours et 136 jours couverts (avec 116 jours pluvieux et 33 jours de vents).

La quantité de pluie, tombée annuellement, peut être évaluée à 758 millimètres dont près de 500 millimètres pendant les mois d'hiver.

La moyenne de l'humidité de l'air, modérée, est de 0,65.

L'été commence vers la fin de mai. C'est la saison sèche et les pluies y sont rares.

La moyenne de température est de 19° à 26°.

Les matinées, les soirées et les nuits sont modérément fraîches.

Le ciel est pur, l'atmosphère généralement calme, le vent dominant est le Nord-Est.

Le temps commence à se modifier en septembre.

Le vent change fréquemment, est parfois violent.

Le siroco souffle aux environs de l'équinoxe, les jours nuageux et les pluies apparaissent.

En octobre, les vents passent à l'Ouest-Sud-Ouest, la température baisse et les pluies deviennent plus fréquentes.

Novembre, décembre, janvier et février ont une moyenne thermique assez élevée variant de 10° à 15°, une température ordinairement douce : mais ces mois sont marqués par des pluies abondantes durant quelquefois près de 70 heures, sans éclaircie et amenant des abaissements de température.

Les rapports de l'observatoire météorologique de Palerme montrent qu'il n'y a pas d'hiver froid. La moyenne du mois le plus froid (janvier) 10°,89 voisine de celle du Caire (12°) dépasse de 1° celle de Cannes (9°,8).

Ces mois ont quelques beaux jours clairs et ensoleillés.

Mars, avril et mai ont le plus souvent un temps beau, clair et calme, une proportion élevée de beaux jours.

Dans cette saison, le temps, à Palerme, est généralement le plus beau de l'Europe.

L'air est délicieusement doux et embaumé ; l'aspect
de la campagne avec ses récoltes ondoyantes, ses bosquets
d'orangers et ses fleurs variées, est vraiment enchanteur.

A ces excellentes conditions climatériques, qui prouvent que Palerme peut être considérée comme une bonne
station, se joignent les charmes d'un site pittoresque, des
conditions de confort suffisantes, ces « good accomoda-
tions » auxquels les Anglais attachent, avec raison, tant
de prix.

Catane. — Une autre ville de Sicile mériterait peut-
être de prendre place, parmi les stations climatériques,
par sa situation agréable, sa température convenablement
élevée.

Dans une des régions les plus fertiles de la Sicile, sur
le versant Sud de l'Etna, Catane s'étend le long d'une
côte en forme de demi-cercle.

Protégée au Nord et au Nord-Ouest par l'Etna, au
Sud-Ouest par les chaînes de montagnes qui la cicons-
crivent en arrière, la ville s'ouvre à l'Est sur la mer et,
au Sud, s'étend devant elle une grande plaine « piana di
Catania ».

Le climat de Catane est plus sec et plus clair que
celui de Palerme, les beaux jours sont plus nombreux. Les
pluies sont moins abondantes : 542 millimètres au lieu de
758 millimètres et l'humidité relative n'atteint que 0,61.

La différence journalière de température est plus élevée de 1° et la différence entre les mois les plus chauds et
les plus froids est plus considérable qu'à Palerme.

En résumé, Catane a un climat moins égal que celui de Palerme, mais aussi une supériorité réelle dans la proportion de beau temps, l'humidité moins élevée et les pluies plus faibles.

Aci-Reale. — Dans le voisinage de Catane, à 160 mètres, au-dessus du niveau de la mer, sur les coulées de lave de l'Etna, Aci-Reale offre tous les avantages d'un climat excellent où l'influence de l'altitude, de l'humidité de l'air atténuent agréablement la chaleur due à l'exposition de la ville et à la nature volcanique du sol.

Les thermes de Santa Venera, avec leurs sources sulfureuses et chlorurées-sodiques, offrent une ressource de plus.

Syracuse. — De toutes les villes de Sicile, Syracuse est peut-être celle qui présente au plus haut degré les caractères du climat marin.

La ville moderne n'occupe plus que la petite île d'Ortygie, située à l'entrée de la rade, et est exposée aux vents de toutes parts.

Grâce à la distance considérable à laquelle se trouve la première chaîne de montagne, les vents auxquels la ville est exposée librement sont rarement très froids. De même, le siroco est plus doux et plus humide que dans l'Ouest de la Sicile. La chute de la pluie en hiver est plus faible que dans les parties montagneuses et les habitants affirment qu'il n'y a pas dans toute l'année un seul jour complètement sans soleil.

Bien que le climat de Syracuse n'ait pas l'égalité de celui de Palerme, il pourrait cependant convenir aux malades qui peuvent bénéficier de l'action tonique et vivifiante de l'air marin, aux lymphatiques, chloro-anémiques, aux personnes atteintes de tuberculose ganglionnaire ou osseuse.

Il existe, en Sicile, bien d'autres localités, qui pourraient devenir des stations climatériques.

Taormine en particulier présente toutes les qualités d'une station d'altitude, a une proportion de beaux jours peut-être plus grande qu'aucune ville sicilienne et offre des attractions sans rivales, au point de vue des souvenirs de l'art et de la beauté du site.

Les flancs de l'Etna et des montagnes de la Madonia présentent presque tous les degrés de température et toutes les variétés de climat ; il serait peut-être possible d'y installer des sanatoria en étages que les malades pourraient occuper, suivant les saisons et les affections dont ils sont atteints.

Malheureusement, beaucoup de petites villes siciliennes ne possèdent pas d'installations suffisamment confortables pour recevoir des voyageurs et surtout des malades.

Cependant sur ce point, on a tenté bien des efforts et on peut espérer que, bientôt, on aura fait de réels progrès.

Messine présente des ressources variées et est située sur le passage des grandes lignes de paquebots ; cependant elle ne mérite pas d'être retenue comme station climatérique ; sa température n'a pas l'égalité et la douceur que l'on retrouve ordinairement en Sicile. Protégée à l'Est et à l'Ouest par de hautes montagnes, elle est ouverte au Nord et au Sud aux vents violents du détroit qui amènent des changements de température fréquents et désagréables.

CHAPITRE V

EMPLOI THÉRAPEUTIQUE DU CLIMAT SICILIEN

La climatologie médicale n'est pas une science précise ; elle appartient à la thérapeutique expérimentale et, la plupart du temps, la climatologie théorique et physique doit céder le pas à la climatologie clinique qui « n'analyse « pas, mais juge en dernier ressort ».

Les termes mêmes qui servent à désigner les effets mal définis d'une cause aussi complexe manquent forcément de précision scientifique.

Un climat est dit tonique, s'il favorise la digestion, l'assimilation, augmente le tonus vasculaire.

S'il tend à augmenter l'activité du système nerveux, il peut être appelé stimulant ; l'effet contraire est appelé sédatif. Le terme fortifiant semblerait indiquer que le climat ainsi désigné est à la fois tonique et stimulant.

D'une façon plus générale, le climat peut agir dans le traitement des maladies :

1° En créant des conditions différentes, souvent même opposées à celles où la maladie, pour laquelle on le prescrit, a pris naissance;

2° En favorisant l'action des médicaments;

3° En agissant directement sur le maladie, et modifiant le terrain d'une façon qu'il est impossible de mesurer exactement ;

4° En fournissant, aux valétudinaires de l'âge de la débilité et de la maladie, un milieu aussi indifférent que possible, où ils soient à l'abri de toutes les causes nocives extérieures.

Le climat sicilien, dans des localités convenablement choisies, judicieusement employé, pendant les saisons où il offre le maximum de ses qualités, en automne et au printemps, présente de nombreux avantages.

Une température modérée, exempte d'oscillations brusques, une grande constance thermique, non seulement d'un jour à l'autre, mais d'une période d'un jour à une autre période, des abris convenablement disposés pour protéger des vents, tout contribue à former un milieu excellent pour le malade qui a tout à craindre des variations brusques de température,

C'est peut-être là l'utilité la plus certaine que le climat sicilien peut présenter pour les phtisiques ou, plutôt, pour une certaine classe de phtisiques. Nous voulons parler de tuberculeux au début, prédisposés aux poussés congestives, qui bénéficieront du séjour dans un climat, où ils seront à l'abri des températures extrêmes.

Dans le même ordre d'idées, les convalescents des maladies aiguës, les vieillards qui n'ont pas d'affections organiques graves, mais qui sont déprimés par le froid et la tristesse des hivers du Nord, trouveront dans ce climat doux et égal un milieu excellent.

La grande proportion de beaux jours, la constance de

la température journalière font prévoir que les malades pourront « utiliser » un grand nombre de journées.

Le séjour de Sicile est aussi à recommander aux malades atteints d'affections des organes respiratoires, (autres que la tuberculose) prédisposés aux poussées congestives et expectorant difficilement surtout pour ces cas qui, dans nos contrées, résistent pendant des années à tout effort thérapeutique.

La majorité des médecins siciliens et des praticiens étrangers qui ont étudié la Sicile s'accordent à reconnaître une influence positive à son climat et le regardent comme tonique, activant la digestion et l'hematopoièse et légèrement sédatif du système nerveux.

Les anémiques, chlorotiques, la classe des tempéraments dits lymphatiques et scrofuleux seront favorablement influencés par un séjour dans ce climat.

Les malades atteints d'affections nerveuses, y compris l'hystérie et la neurasthénie, pourront bénéficier de l'influence sédative du climat sicilien. La grande beauté de l'île, son grand intérêt artistique et historique, peuvent, dans certains cas de désordres nerveux fournir à l'action du climat un utile adjuvant.

Les médecins de l'île reconnaissent que l'asthme bronchique est favorablement influencé et amélioré.

S'il est vrai que l'asthme soit une affection erratique, pour laquelle il est difficile de choisir un climat, il est aussi peu d'affections qui subissent aussi vivement les influences climatériques.

On comprend aisément que l'asthme sec avec éréthisme nerveux se trouve bien du séjour dans une atmosphère douce, régulière, modérément humide et dans un climat sédatif.

Le climat sicilien, dans quelques stations, Taormine, Catane, Aci Reale, joint aux qualités déjà énumérées une influence plus tonique et stimulante sur le système nerveux et les avantages du climat d'altitude.

Mais la conviction que nous avons rapportée de notre séjour en Sicile, et sur laquelle nous tenons à insister, en terminant, est la facilité et l'utilité avec laquelle cette île pourrait servir de station intermédiaire aux malades qui vont passer l'hiver dans l'Afrique du Nord ou en reviennent.

Tous les médecins qui se sont occupés de climatologie ont signalé les dangers du changement brusque de climat. « Si nous voulons, dit Ambroise Paré, changer « la manière de vivre accoutumée, peu à peu, faut. »

Les Anglais connaissent parfaitement tous les bienfaits de la méthode d'acclimatement progressif et l'appliquent à leurs troupes coloniales. Les soldats que le « War Office » envoie aux Indes font, avant d'arriver à destination, une série de séjours à Gibraltar, à Malte et en Egypte.

Ce que l'on croit si utile de faire pour des hommes jeunes et bien portants, comme des soldats, n'est-il pas encore bien plus nécessaire de le faire pour des organismes déprimés, comme ceux qui vont chercher la chaleur du midi ?

Le médecin, qui envoie un malade en Egypte ou en Algérie, ne calcule pas toujours l'influence que peut avoir sur l'organisme déprimé du patient le passage brusque d'un commencement d'automne français à la chaleur encore considérable de la même époque de l'année, au Caire et à Alger.

N'y aurait-il pas un véritable intérêt thérapeutique à profiter de ces périodes assurées de beaux jours que nous trouvons en Sicile et à éviter, par un séjour dans ce climat essentiellement modéré, le passage violent que nous craignons ?

De même, les convalescents revenant d'Afrique, où en mars la chaleur commence à être pénible, agiraient sagement, en évitant de rentrer de suite en Europe où ils trouveraient la température souvent froide et incertaine du printemps.

La Sicile est là, à mi-chemin, qui leur offre, jusqu'à la fin de mai, un climat agréable et bienfaisant.

Les communications de l'île avec les deux continents sont faciles ; Messine et Catane sont reliées à l'Égypte par plusieurs lignes de paquebots et la Sicile est une des stations de la ligne française : Marseille, Palerme, Tunis.

DEUXIÈME PARTIE

LA MÉDECINE POPULAIRE EN SICILE

« Le peuple sicilien, nous disait un jour un médecin
« distingué de Palerme, s'habille à peu près comme tout le
« monde, semble composé d'hommes comme nous; mais,
« au fond, il est resté ce qu'il était, il y a trois siècles,
« conservant à travers les âges ses croyances, ses tradi-
« tions, ses superstitions populaires.

Parmi les plus curieuses, se trouvent celles qui ont
rapport à la médecine pratiquée par les gens du peuple.
Il est très difficile de les connaître. Nous avons pu cependant, par nos lectures, nos conversations, par ce qu'il nous
a été donné de voir, nous former quelques idées sur la
médecine populaire en Sicile.

Nous allons les exposer ici et examiner successivement
la manière dont le peuple sicilien comprend l'hygiène, ses
principes de pathologie et de thérapeutique générales, la
façon dont il connaît et soigne quelques maladies en particulier.

A côté d'erreurs grossières, communes à tous les
temps et tous les pays, de déplorables préjugés spéciaux
à la Sicile, que le temps et les hommes n'ont pu déraci-

ner, il est intéressant de retrouver un certain nombre de pratiques utiles et d'idées justes et de reconnaître la profonde impression qu'on laissé dans l'île les écoles d'autrefois, surtout la célèbre école de Salerne et les médecins arabes qui y ont pratiqué longtemps.

CHAPITRE PREMIER

HYGIÈNE POPULAIRE

Le Sicilien suit certaines pratiques et répète certains aphorismes qui montrent quelle conception il a de la santé et des meilleurs moyens de la conserver. « La saluti e ricchiza », répète le peuple, et le désir de la garder doit régler toutes nos actions.

Le Sicilien est certainement un des peuples les plus sobres de l'Europe méridionnale ; il mange ce qu'il faut pour vivre et travailler.

« O di paglia, o di fieno, purche il ventre sia pieno!» Paille ou foin, qu'importe, pourvu que l'estomac soit rempli.

Ce proverbe montre le peu d'importance que le peuple attache à la nourriture. La base de l'alimentation est surtout végétale : légumes, farineux, herbes, fruits. D'ailleurs, la misère ne permet guère autre chose.

Le Sicilien fait un usage modéré du vin et l'alcoolisme est très rare.

Nous n'avons jamais rencontré un ivrogne, pendant notre séjour en Sicile.

A Parlerme, grande ville de 260 000 habitants, on trouve trois ou quatre cafés restaurants, quelques pâtisseries où l'on sert des rafraîchissements. Si vous y entrez dans la journée, vous voyez les consommateurs du pays prendre une glace ou un gâteau et boire de l'eau.

Il y a bien quelques «trattorie» où les gens du peuple boivent du vin. Mais d'une façon générale, ils sont clients plus assidus de l'herboriste que du cabaretier.

Beaucoup d'herboristes ont leurs clients attitrés, qui viennent le matin prendre une tasse de tisane (gentiane, petite centaurée, pensée sauvage).

Ils attachent beaucoup d'importance aux fonctions terminales de la digestion : il est nécessaire de se tenir le ventre libre : «di teniri'u stomacu ubbidienti».

En général, le sicilien est ennemi des excès :

« *Baccu, tabbacu e Veniri* »
« *Riducinu l'omu'n cinniri* »

Ils attachent une certaine importance aux phénomènes atmosphériques et météorologiques, craignent le coup d'air « colpu d'aria», redoutent l'humidité et recommandent l'exposition des demeures au soleil.

« *Casa senza suli* »
« *Trasi lu medicu a tutti l'uri* »

A toute heure, le médecin entre dans une maison sans soleil.

CHAPITRE II

PRINCIPES DE PATHOLOGIE GÉNÉRALE

Il est une théorie indiscutée parmi le peuple, que toutes les maladies, dont l'humanité est affligée, sont causées par l'inflammation et la bile.

Les Siciliens reconnaissent l'influence de certaines causes extérieures, l'air, le froid, l'humidité, ils soupçonnent la contagiosité de certaines maladies, sans la rapporter, la plupart du temps, à sa véritable cause. Toute la pathologie générale populaire tient dans ces quelques mots.

Les symptômes constituent les maladies : ils établissent la nature des affections, d'après leurs signes les plus apparents.

L'examen du pouls, de la langue, de l'urine et de la sueur, sont quatre moyens précieux de diagnostic.

Un proverbe sicilien traduit cet adage, adopté par la médecine clinique de tous les temps :

« Lu specchiu di lu stomacu e la lingua », La langue est le miroir de l'estomac.

Le peuple aime à raconter qu'autrefois certains mé-

decins fort habiles diagnostiquaient toutes les maladies
à la simple inspection de l'urine.

Enfin, pressentant le rôle évacuateur des sécrétions
urinaire et sudorale, il croit à la bénignité de toutes les
maladies où les urines et les sueurs sont abondantes.

CHAPITRE III

PRINCIPES DE THÉRAPEUTIQUE GÉNÉRALE

Le précepte hippocratique : « *Principiis obsta* » est inscrit dans une foule de maximes populaires ; il en est de même de celui qui énonce que, pour guérir une maladie, il faut augmenter la résistance de l'organisme.

Les Siciliens le traduisent ainsi :

« *Cui non mancia, mori.* »

A côté de ces maximes, il en existe d'autres, répétant le précepte de l'école de Salerne : « *Fortior hæc meta est medicinæ, certa dieta.* »

« *La dieta è lu primu midicamentu.* »

C'est une conviction populaire que chaque maladie a son remède : « *Nuddu mali, senza rimidiu.* »

Mais aucun remède n'agit sans la permission de Dieu : « Je le pansais, Dieu le guarit, » disait Ambroise Paré.

Les Siciliens répètent encore : « *Lu midicamentu giuva, si Ddiu lu binidici.* »

L'arsenal thérapeutique se trouve dans les trois règnes de la nature, animal, végétal, minéral.

La parole, le geste et le regard ont aussi une efficacité

spéciale. Dans les temps passés existaient toute une classe
de guérisseurs, qui employaient des incantations et des
prières spéciales. Le pouvoir civil et l'autorité ecclésias-
tique durent sévir contre eux, surtout au XVIᵉ siècle.

Mais ces guérisseurs ont résisté à toutes les persécu-
tions et existent encore de nos jours.

Les plantes occupent une place très importante dans
la thérapeutique.

Chaque plante a une vertu spéciale :

« *Tanti erbi, tanti mali avemu.* »

La pariétaire (*parietaria officinalis* L.), « *erba di
ventu* », a la propriété de guérir tous les maux.

« *Erba di ventu.* »
« *Ogni mali havi abbentu.* »

Nous ne connaissons pas, d'ailleurs, toutes ces vertus ;
seules, de temps à autre, quelques femmes ont la propriété de les découvrir. « Dieu ne l'a pas permis, dit le
« proverbe, car tous les malades guériraient et les hommes
« finiraient par se manger entre eux. »

La saignée a été de tout temps très employée.

Il est bien peu de malades que la saignée ne puisse
améliorer.

« Pour bien se porter, dit un proverbe, il faut une saignée par an, un bain par mois, un repas par jour. »

La saignée se pratique à la main, à la veine salvatelle,
s'il y a douleur à la région du cœur ; au pied, si on
souffre dans le flanc, quelquefois aux veines du bras, et
c'est le barbier qui ordonne et exécute l'opération.

On retire ordinairement 4 onces de sang, environ 100 grammes, mais, en fait, la quantité de sang se mesure, approximativement, à la taille du patient.

Les barbiers en étaient même si prodigues qu'une ordonnance antérieure à 1768, parue à Palerme, fixa une quantité maxima de sang qu'il était défendu aux barbiers de dépasser, s'ils saignaient des enfants au-dessous de 14 ans, des femmes enceintes et des vieillards.

Dans le cas de douleurs de tête, la saignée se pratique à l'épaule, au moyen de ventouses scarifiées (un verre et un rasoir suffisent aux barbiers pour cela), à l'anus, avec des sangsues, si le malade souffre d'hémorroïdes.

Vésicatoires. — Moins employé que la saignée, mais non moins utile, est le vésicatoire que le peuple emploie dans les affections pulmonaires, les engorgements ganglionnaires du cou, les manifestations scrofuleuses, les maux d'yeux et surtout la rougeole, qui ne guérit jamais complètement si on n'applique, après l'éruption, un beau vésicatoire.

Les purgatifs et même les purgatifs drastiques sont plus en usage que les lavements.

Ceux-ci sont difficilement acceptés, étant considérés comme déshonorants. Lorsqu'ils sont acceptés, ils sont donnés toujours par les barbiers, avec des seringues spéciales, dont quelques modèles sont de véritables monuments d'antiquité.

Les pratiques religieuses sont aussi très employées, dans le traitement des maladies, par ce peuple qui a gardé intacte la foi de ses pères.

La plupart des maladies ont leur saint protecteur.

saint Côme et saint Damien, saint Jean de Dieu pour
toutes les maladies en général, saint Roch pour la lèpre et
les maladies de peau, sainte Lucie pour les maux d'yeux,
saint Paul pour les morsures venimeuses, saint Calogero
pour les hernieux, sainte Agathe pour les maladies des
seins.

Certaines fêtes ramènent des faveurs spéciales et la nuit
de l'Ascension occupe la première place.

Toute la Sicile veille en cette nuit bénie. Des feux
allumés, comme à la Saint-Jean, éclairent le ciel. L'eau
des fontaines, exposée au dehors, acquiert des vertus mi-
raculeuses et, à partir du premier coup de minuit, les
prodiges vont se succéder jusqu'au jour.

Les goitreux, pour se guérir, doivent, à minuit précis,
commencer à mordre l'écorce d'un pêcher, leur sang se
mêle à la sève et l'arbre se flétrira à mesure que le malade
reprendra la santé.

Mais l'eau de mer, surtout, jouit de propriétés spéciales
et devient, pendant cette nuit, douce et bienfaisante.

Des montagnes, des villes de l'intérieur, de longues
théories de paysans arrivent, conduisant leurs troupeaux
vers la mer. Jeunes gens et jeunes filles dansent et chan-
tent. Dans des charrettes historiées, les vieillards, les enfants, les malades, des chevreaux, des agneaux décorés
de rubans, tout ce qui est faible, tout ce qui souffre vient
à la mer chercher le soulagement et le salut.

De temps en temps, un berger, saluant l'arrivée à la
mer, danse en avant de son troupeau, comme aux temps
antiques, aux sons d'une flûte primitive.

Les malades, surtout ceux qui sont atteints de maladies

cutanées, se plongent dans les eaux ; les troupeaux s'avancent sur la grève, un prêtre les bénit et les asperge d'eau de mer.

Ce spectacle, où le tableau d'une foi ardente s'unit à la fraîcheur des églogues de Virgile, ne manque ni de grandeur ni de poésie.

CHAPITRE IV

ÉTUDE DE LA MANIÈRE DONT LE PEUPLE COMPREND QUELQUES MALADIES EN PARTICULIER

Fièvres éruptives. — ROUGEOLE (*Russania*). — La rougeole est une maladie inévitable et rarement grave. Tous les enfants doivent l'avoir et elle dure ordinairement trois jours.

Le malade doit être rigoureusement tenu à la chambre.

Pendant la période d'invasion « acchianata » on ne néglige rien pour « fari nèsciri fora tutto il « male ».

Il y a quelques années, on donnait encore, pour faire sortir l'éruption, à prendre de l'eau où avaient infusé des pièces d'argent neuves.

La seconde période dite de « 'ncarca » correspond au maximun de l'éruption. A la fin de cette période, la maladie tourne court et s'achève.

L'enfant malade doit être enveloppé d'un mouchoir de soie rouge « il rosso chiama rosso ». L'éruption est attirée au dehors et le malade guérit.

On donne volontiers à prendre au malade du bouillon de lentilles, du vin très chaud, une infusion de pavots.

A la fin de la période d'éruption, il faut, pour que le malade guérisse complètement, lui appliquer un vésicatoire.

Scarlatine. — Pour le populaire, la scarlatine n'a pas la gravité que lui attribuent les médecins. C'est une simple maladie de peau, un peu plus ennuyeuse que la rougeole, voilà tout.

Les mêmes moyens curatifs sont suffisants et doivent consister en protection de l'air froid et emploi de boissons abondantes.

Variole (*Valori*, pustedda). — L'individu marqué au visage par la variole est dit « vajulusu ». D'après la croyance populaire, cette affection atteint tous les enfants inévitablement.

Cette affirmation énoncée dans de nombreux proverbes (dont l'un dit qu'une mère doit attendre pour se réjouir de la beauté de son enfant, qu'il ait eu la variole) a une certaine importance au point de vue de l'histoire de la maladie ; elle montre la fréquence de la variole.

« *Nun si pò diri bedda* »
« *S'un cci passa la pustedda* »

Les Siciliens sont souvent rebelles à la vaccination, surtout en temps d'épidémie : le peuple croit que la vaccine peut donner la variole. Ces obstacles à la vaccination sont peut-être ce qui explique la fréquence indiscutable de la maladie.

Fièvres palustres (Frevi di malaria). — Le peuple semble connaître sa longueur et sa gravité : « Frevi autumnali o longa, o murtali. » Il a remarqué l'augmentation de volume de la rate « miusa » et nomment « ammiusatu » le malade atteint de cachexie palustre.

Les noms de « frevi intermittente, tirzana, quartana »

H. Pied.   5 montrent qu'il connaît au moins quelques formes de l'affection.

Les Siciliens semblent soupçonner l'origine tellurique et marécageuse de la malaria.

Les petits villages et les maisons isolées n'existent guère dans la campagne sicilienne : la population est concentrée dans des villes bâties dans des lieux élevés sur les plateaux ou le flanc des montagnes. Il est vraisemblable que cette disposition reconnaît deux causes : le désir de protéger sa vie (les campagnes n'étaient pas sûres autrefois) et la crainte de la fièvre palustre.

Les récidives de la malaria sont causées par une impression nerveuse subite (peur, etc.) ou par l'ingestion de certains fruits, comme les baies de morelle.

Pour se protéger des récidives, le Sicilien, parmi les nombreuses amulettes en usage, porte, au bras gauche, un hippocampe desséché : « cavaduzzu di mari ».

Il est impossible d'énumérer tous les remèdes, aussi nombreux que bizarres, employés contre la malaria. Des infusions de feuilles de saule, d'eucalyptus, de menthe pouliot, d'écorces d'eucalyptus, de poudre de centaurée et de lupin, sont employées couramment.

Les vomitifs, purgatifs, les boissons abondantes, les sudorifiques, sont employés comme dans les autres fièvres, car dit le proverbe :

« *'Na bona sudata* »
« *'Na bona cacata* »
« *Leva la frivata* »

Maladies infectieuses et épidémiques. — Fièvre

TYPHOÏDE. — Le Sicilien ne se fait pas une idée exacte de cette affection qu'il confond avec le typhus.

Pour lui il suffit que le malade ait la fièvre, se plaigne de souffrir de la tête et soit plongé dans la somnolence et la prostration pour le déclarer atteint de fièvre typhoïde.

Que le médecin le prescrive ou non, on applique des sangsues derrière l'oreille ; on tue un pigeon, on le coupe en deux et on le place tout palpitant encore sur la tête du malade.

CHOLÉRA. — La Sicile et Palerme, en particulier, ont été ravagées à différentes reprises par de terribles épidémies de choléra.

En 1837, 1854, 1866, récemment encore, en 1893, le choléra apparut en Sicile. L'épidémie de 1837 fit périr plus de 20 000 personnes à Palerme.

Les dates des épidémies font époque.

Les gens du peuple comptent leur âge ou les événements notables de leur vie en partant des années de choléra.

Le choléra est un empoisonnement qui est toujours l'œuvre du gouvernement, personnifié par le Roi. Celui-ci, les princes royaux, les chefs de la province le répandent et donnent à leurs amis un contrepoison pour les protéger.

Cette superstition a une origine historique.

Les patriotes siciliens, pour jeter encore plus de discrédit sur le gouvernement des Bourbons, firent courir le bruit que le pouvoir envoyait le choléra pour punir le peuple.

Un peu plus tard, en 1860, Garibaldi, appuyé sur ce

préjugé populaire, criait, en place publique, aux Siciliens rebelles à la conscription : « Volete colera o leva ? »

La réponse ne pouvait tarder et le choix être douteux entre la levée en masse qui préserverait la Sicile d'une restauration et donnerait peut-être la liberté et la prospérité tant vantées et le choléra qui ferait mourir des milliers de citoyens.

Tous répondirent d'une seule voix : « Leva ! »

La parole de Garibaldi est citée depuis, comme prouvant d'une manière irréfutable que le choléra est l'œuvre du gouvernement.

Ces malheureux préjugés sont impossibles à déraciner dans certaines classes du peuple où l'instruction ne pénètre pas.

Le choléra est le plus souvent mis en bouteille et répandu sous forme de liquide ou plutôt de vapeur qui pénètre dans les maisons par les cheminées ou les trous de serrure.

En 1837, rapporte la tradition, vers le milieu de la nuit une voiture parcourait rapidement les rues de Palerme laissant après elle un nuage de fumée.

Sans aucun doute, ce véhicule, dans lequel on croit reconnaître un automobile du temps, semait la mort derrière lui.

Les médecins sont les agents de la diffusion du choléra. Ils sont payés pour faire mourir les pauvres gens et malheur à ceux qui consentent à prendre leurs drogues. « Un homme, écrivait Guastalla, jure que le Dr X... a « pris le choléra à l'entreprise et qu'il reçoit du gouver- « nement tant par centaine de cadavres. »

Le nombre des victimes est d'ailleurs fixé par commune, comme celui des conscrits.

Si, au moment d'une épidémie, un maire, un prêtre,
un gentilhomme d'une commune reçoit un paquet quel-
conque ou des médicaments, il n'y a pas de doute, c'est
la dose de choléra nécessaire pour le pays. On fait savoir
clairement à l'autorité que le choléra n'ait pas à se montrer et on appuie cet avertissement de menaces sérieuses.

Un pauvre employé revenait un jour de la capitale de
la province portant dans sa poche une petite fiole de lau-
damun. On crut qu'il rapportait du choléra en bouteille.

Le canon d'un fusil sur la poitrine, on le força à ava-
ler, à l'instant, tout le contenu de la bouteille.

Le malheureux, préférant mourir empoisonné que fu-
sillé, prit toute la dose de laudanum et sa mort fut attri-
buée par tout le monde au... choléra.

Si la thérapeutique du choléra est difficile, la prophy-
laxie l'est plus encore.

Tous les moyens de désinfection sont des leurres, destinés à faire mourir plus vite. De plus, comme beaucoup
de gens du peuple pensent que le choléra demande pour
se diffuser la propreté des rues, ils entassent, devant
leurs maisons, pour se protéger des monceaux d'ordures.

Nous avons tenu à examiner longuement la manière
dont le peuple sicilien comprend la question du choléra,
point intéressant de la pathologie de la Sicile ; cette question s'est posée plusieurs fois d'une façon terrible dans le
cours du siècle dernier ; un jour viendra peut-être où elle
se posera, de nouveau, redoutable encore.

Ce que nous venons d'étudier nous explique la grande mortalité des précédentes épidémies, l'impuissance relative des mesures prophylactiques et nous fait prévoir que les médecins et les hygiénistes siciliens auront peut-être, un jour, à faire des efforts héroïques pour lutter contre ces déplorables préjugés.

Tuberculose pulmonaire. — On désigne communément le phtisique, en Sicile, par ces mots : « tuccatu d'acqua di mari. » Ces paroles expriment cette croyance populaire : si un malade, prédisposé à la tuberculose, prend un bain de mer, il est irrévocablement perdu.

L'hémoptysie est notée comme symptôme habituel.

Les malades ont une extrême répugnance à expectorer dans un récipient.

Cependant les Siciliens savent parfaitement que la tuberculose est contagieuse, bien qu'ils attribuent faussement la contagion aux sueurs abondantes du malade. Ils ont soin d'employer d'excellentes mesures prophylactiques, à la mort des malades.

Lorsqu'un phtisique meurt, disent-ils, il faut refaire les murs de sa demeure ou au moins les blanchir à la chaux et brûler ses vêtements. L'emploi de ces moyens de défense empêche la diffusion de la maladie et peut expliquer la rareté relative de la tuberculose pulmonaire en Sicile.

Épilepsie. — Vulgairement nommée « motu », est causée par des esprits qui ont envahi le corps du patient.

Dans certaines régions, le traitement consiste à donner au malade une infusion de gaillet « galium verum ». Au moment de l'accès, il faut mettre, dans la main de l'épileptique une clef « mascolina », sans trou, et comprimer fortement son pouls.

Une autre maladie désignée, par les Siciliens, sous le nom de « mali di luna » n'est autre chose qu'une forme de l'épilepsie.

Voici la description qu'ils donnent de cette maladie :

Certains hommes deviennent « lupunari » parce qu'ils dorment la face tournée vers la pleine lune.

Vers le 15ᵉ jour de la lune, pris de convulsions, ils sortent furieux de leur demeure, hurlent par les chemins, et roulent à terre.

Si vous rencontrez un épileptique dans la rue, le meilleur moyen de se soustraire à sa fureur est d'escalader un escalier élevé, car l'épileptique, paraît-il, ne peut monter plus de trois marches ; si on n'a pas d'escalier à sa portée, le mieux est d'asséner un coup formidable sur sa tête de façon à le faire saigner du nez et le malade devient inoffensif.

Les Siciliens semblent connaître les hémorragies ponctuées de la peau, qui se produisent, pendant l'accès, chez les épileptiques.

Torticolis. — Le traitement consiste à faire des frictions à l'huile d'olive en répétant tout bas une prière qui n'est enseignée que pendant la nuit de Noël.

Certaines mégères appliquent aussi le redressement violent ; ce traitement se termine ordinairement par un pugilat en règle entre le patient qui ne veut pas guérir étranglé et la sorcière qui veut, à tout prix, le guérir.

Mal de mer. — Un moyen populaire et infaillible de se guérir de cette désagréable affection consiste à prendre, avant l'embarquement, si possible, un verre d'eau de mer.

La revue « Neptunia » de Venise a consacré à ce traitement populaire un article, dans son numéro du 30 avril 1894. L'auteur cite une lettre du Dr Lafitte publiée dans le « Progrès médical » où ce médecin déclare avoir obtenu d'excellents effets de ce traitement.

Nous n'avons jamais eu le courage d'employer ce moyen prophylactique.

CHAPITRE V

QUELLES SONT LES PERSONNES QUI EXERCENT L'ART MÉDICAL DANS LES CLASSES POPULAIRES ?

Un proverbe vulgaire répond à cette question : « Tri M soli aviri l'omu : medicu, musicu, mastru. » Ce qui signifie à peu près : Tout homme est quelque peu, médecin, musicien, ingénieur.

La moindre servante, dit Pitré, la moindre commère bavarde « chiaccherina » croit savoir plus de médecine que le plus distingué des médecins.

Tous les parents, voisins et amis d'un malade, donnent des conseils, discutent les ordonnances et bientôt le pauvre praticien est « messo alla gogna » mis au pilori.

Comme dans beaucoup de nos campagnes françaises, les luxations et les fractures sont confiées au rebouteur « l'oturi ».

Le barbier et l'herboriste « irvaloru » sont aussi très appréciés ; ils exercent auprès des hommes tandis que leurs femmes pratiquent dans l'élément féminin de la population.

Le médecin sicilien a à compter avec tous ces adversaires, dans l'exercice de sa profession.

Il est aussi presque toujours très mal rétribué.

Au commencement du xv° siècle, le meilleur praticien ne pouvait pas exiger plus de deux « tari » = lire 0,85 pour la première visite et un « tari » pour les suivantes.

Pendant les xvii° et xviii° siècles les visites étaient comptées deux tari.

A la fin de 1860, à Aci Reale, la visite se payait couramment 20 centimes.

De nos jours, encore, écrit Pitré, le médecin des grandes villes est toujours mal rétribué, et le praticien de campagne, sans fortune, vit misérablement. Il n'est pas rare de recevoir, comme honoraires, quelque sous et des œufs.

L'abonnement existe. Quelquefois pour une « onza » lires 12,75 ou 12 « tari » lires 5,10, une famille entière a droit, pour toute une année, à l'assistance du médecin.

Nous avons trouvé un certain intérêt historique à reproduire les considérations qui précèdent, car ces pratiques, se perpétuant à travers les âges, montrent bien le respect du Sicilien pour la tradition et l'empreinte que les vieilles idées médicales, déformées par la superstition, ont laissée dans l'esprit du peuple.

CONCLUSIONS

—

Il est difficile, à la fin d'une étude aussi complexe, de résumer, en quelques propositions, les idées générales qui s'en dégagent.

Nous venons de montrer, dans la deuxième partie, tout l'intérêt que présente l'étude de la médecine populaire sicilienne.

Il nous reste a énoncer, en terminant les considérations que suggère la première partie de ce travail.

Nous pouvons affirmer que le climat sicilien est doux, d'une égalité remarquable pendant les mois d'automne et de printemps.

Il possède, en outre, des qualités positives; en général tonique, il est aussi légèrement sédatif, surtout dans les stations basses et parfaitement abritées comme Palerme, stimulant dans les stations d'altitude, comme Aci Reale, Taormine.

Ce climat est intermédiaire aux climats de l'Europe et de l'Afrique; cette proposition bien établie dans la première partie de ce travail reçoit une confirmation nouvelle de l'étude de la syphilis et de la lèpre.

Nous y voyons, en effet, la lèpre s'éteindre progressivement comme en Europe, sans mesures prophylactiques spéciales et la syphilis, au contraire, y revêtir les caractères de gravité qui la distinguent quand elle atteint l'Européen sous les climats tropicaux.

C'est en rappelant les qualités d'égalité et de douceur du climat sicilien que nous voulons terminer cette étude.

La Sicile est une station climatérique excellente, pour la tuberculose pulmonaire au début, les convalescents des maladies aiguës, les anémiques et les chlorotiques et, surtout, elle nous semble mériter l'attention des hygiénistes, comme constituant une excellente station intermédiaire pour les malades qui vont en Afrique ou en reviennent, alors que le passage brusque d'un climat à l'autre peut, de l'avis de tous, constituer un danger, pour les sujets prédisposés aux poussées congestives.

APPENDICE

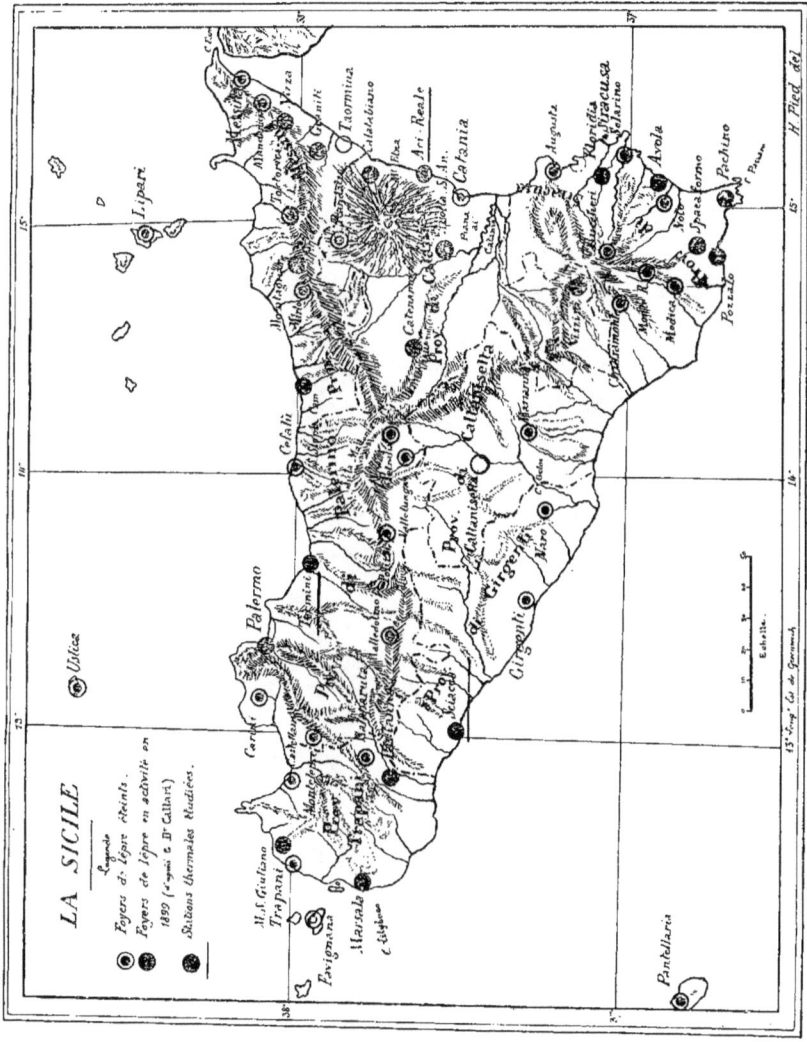

LA SICILE

Légende

Foyers de lèpre éteints.

Foyers de lèpre en activité en 1899 (Enquête du Dr Cattari)

Stations thermales étudiées.

H. Pied del.

Imp. Col. de Grenoble.

ÉTAT DE LA LÈPRE, EN SICILE, EN 1899

Province de Palerme.
> Palerme.
> Termini Imerese.

Province de Trapani.
> Monte San Giuliano.
> Partana. Marsala.

Province de Girgenti.
> Sciacca.

Province de Catane.
> Motta S. Anastasia. Aci Reale. Catena
> nuova.
> Calatabiano. Vizzini.

Province de Messine.
> Graniti. Nizza Sicula. Montagnareale.
> San Stefano Camastra.

Province de Syracuse.
> Floridia. Avola. Pachino. Spaccaformo.
> Pozzalo.

H. Pied.   6

QUATRE OBSERVATIONS RECUEILLIES, A PALERME, A L' « OSPEDALE DELLO SPASIMO » (SERVICE DE M. LE Pʳ TOMMASOLI) ET COMMUNIQUÉES PAR M. LE Dʳ PHILIPPSON

Observation I

H..., de Palerme, 38 ans, ne présentait rien d'intéressant dans ses antécédents héréditaires et personnels.

A l'âge de 23 ans, il contracta la syphilis à New-York et comme le font, en pareil cas, tous ses compatriotes, revint aussitôt en Sicile, pour se faire soigner.

Depuis cette époque, il suivit toujours avec soin le traitement.

Lorsqu'il vint à la clinique, il présentait des accidents tertiaires dont quelques-uns persistaient depuis 15 ans, dont les autres s'étaient développés ultérieurement pendant le cours du traitement.

A la région frontale,

On remarquait deux orifices fistuleux à bords éversés situés, l'un à la partie médiane, l'autre à la partie gauche de la région ; la région frontale droite offrait une large perte de substance à travers laquelle on apercevait une substance rougeâtre animée de battements (prise sur le vivant pour de la pulpe cérébrale c'était en réalité la masse vasculaire du diploé, très augmentée de volume car l'autopsie montra, à ce niveau, l'intégrité de la table interne). Ces orifices donnaient issue à une très grande quantité de pus, mêlé de débris osseux. Deux heures après un lavage antiseptique soigneux, on voyait apparaître de nouveau une grande quantité de pus.

Au niveau de la région pariétale gauche, se trouvaient deux orifices fistuleux en communication.

Les régions temporale gauche et pariétale droite présentaient des cicatrices de lésions gommeuses anciennes, adhérentes à l'os.

Il n'existait pas d'autres lésions apparentes. Le malade fit plusieurs séjours à l'hôpital entre lesquels il fut toujours traité, soit chez lui, soit à la consultation externe de la clinique, par l'iodure de potassium et des injections de calomel et de sublimé.

Au mois d'août 1900, le malade contracta un érysipèle de la face et mourut le 10 août, avec des phénomènes de méningite aiguë.

Son autopsie fut particulièrement intéressante à un double point de vue.

L'examen du crâne permit de constater l'intégrité de la table interne des os crâniens, sauf au niveau de la fistule médio-frontale : en ce point, il existait une perforation de la table interne, nette, comme à l'emporte-pièce, se continuant, en pente douce, avec une solution de continuité de la dure-mère. On constata en outre des lésions classiques de méningite aiguë, probablement streptococcique.

L'examen bactériologique du pus des fistules pendant la vie et de l'exsudat purulent des méninges après la mort montra de grandes quantités de streptocoques.

Le malade était donc mort, non pas directement du fait de sa syphilis, mais d'une infection méningée banale, à laquelle la syphilis, en perforant le crâne, avait ouvert la porte.

Les lésions osseuses crâniennes étaient, dans ce cas, particulièrement remarquables.

Nous avons pu les constater. Il existait un énorme épaississement des tables externe et interne des os du crâne. Entre ces deux tables de formation osseuse nouvelle, se trouvait un volumineux séquestre moulant la calotte crânienne dans les trois quarts de son étendue.

Les exostoses syphilitiques des os du crâne sont connues et ont été bien décrites ; mais il nous semble que les cas d'exostoses en masse recouvrant un séquestre central et rappelant, dans leur forme, les lésions de la nécrose phosphorée, au niveau du maxillaire inférieur, sont assez rares.

OBSERVATION II

G... M..., typographe, originaire de Palerme. Contracte la syphilis à 21 ans et, dès le début, la maladie prend des caractères de gravité très grande.

Il entre à la clinique, amaigri, très affaibli, présentant de nombreuses syphilides papulo-érosives.

Sort très amélioré après un traitement énergique.

Le malade entre de nouveau en 1898 et reste deux mois pour syphilides ulcéreuses multiples de la face, du cuir chevelu, du dos, sort guéri et fait deux autres séjours, dans la même année, pour récidives de lésions analogues.

Le 14 janvier 1899, le malade présentait des syphilides ulcéreuses du front, de la face, du septum nasal, un amaigrissement et une anémie très prononcés. Pendant le cours du traitement, à la clinique, on vit se développer une périostite du tibia. Après un séjour de six mois, sort amélioré.

Il rentre le 1er décembre 1899.

On ne trouve plus trace de lésions cutanées, mais l'amaigrissement est plus prononcé encore. Diarrhée profuse. Céphalée frontale intense. Albuminurie. Rien d'apparent sur l'os frontal malgré les douleurs épouvantables qu'accuse le malade. Celui-ci meurt quatre jours après dans la cachexie.

L'autopsie montra un épaississement sensible de l'os frontal, des points de nécrose, sans perforation de la table externe du frontal et des deux pariétaux, pachyméningite généralisée et la dégénérescence amyloïde des reins.

OBSERVATION III

Concerne un malade vu par nous en mars et en juin 1901.

C. M..., âgé de 40 ans, a contracté la syphilis, à 29 ans, en 1890, et fut traité dès le début.

Il entre, pour la première fois, à la clinique en septembre 1897.

Il accuse des douleurs vives au niveau de l'articulation radio-carpienne et du métacarpe droits et au niveau de la région fronto-pariétale droite.

On remarque des gommes au niveau du frontal et du pariétal droit; ces gommes évoluent à l'hôpital malgré le traitement.

En 1898, bien que le malade n'ait jamais cessé le traitement spécifique, ces lésions se sont aggravées, le malade rentre à l'hôpital quand ses douleurs sont plus intenses.

Lorsque nous le vîmes, en mars 1901, le malade présentait une énorme ulcération, à bords éversés, à fond jaunâtre, occupant la région fronto-pariétale gauche et siège d'un écoulement purulent très abondant.

La céphalée était très intense. On remarquait aussi une gomme ulcérée, au niveau du tibia gauche et, à la partie postérieure droite du thorax, une énorme tumeur fluctuante, mobile sur les plans superficiels, adhérente aux plans profonds, au niveau des 8e et 9e côtes, s'étant développée depuis six mois. Deux mois après, le 9 juin 1901, nous revîmes cet homme qui n'avait pas cessé d'être traité à la clinique. Au niveau de la région occipito-pariétale droite, une nouvelle gomme s'était formée, déjà ramollie et adhérente à la peau.

OBSERVATION IV

G. R..., âgée de 27 ans, née à S. Mauro, près de Palerme. Elle n'avait que 10 mois, lorsque sa mère mourut; 4 ans après, son père mourait d'une affection indéterminée.

Six frères et sœurs sont morts dans les premières années de leur vie.

Réglée à 15 ans.

A 13 ans, elle eut une affection rebelle des yeux qui dura six

H. PIED. 6.

mois ; probablement iritis syphilitique double. Actuellement il existe des synéchies bilatérales ; à la même époque, lésions pharyngées qui ont entraîné la destruction de la luette et laissé après elles des incisures cicatricielles multiples du voile du palais.

A 14 ans, 1° lésions du membre supérieur gauche : nécrose des os carpiens, des extrémités carpiennes du radius et du cubitus, avec énorme exostose persistante du cubitus.

2° Nécrose de l'arcade zygomatique et du plafond du sinus maxillaire gauche.

1895. — Gomme au niveau de la région frontale gauche. La malade vient à la clinique où elle n'a cessé depuis ce moment de suivre un traitement sérieux :

Iodure de potassium.

Injections sous-cutanées de calomel et de sublimé.

Injections intraveineuses de sublimé (méthode de Baccelli).

Fumigations de cinabre dans l'étuve à 60°.

Après quelques mois, la gomme frontale guérit.

Peu de temps après, il se produisit une véritable éruption de petites gommes dans le derme et l'hypoderme. Une sur cinq s'ulcère et suppure six mois (traitée par l'excision, guérit rapidement d'après le Dr Philippson). La malade vous désigne les gommes qui doivent s'ulcérer. Ce phénomène se reproduit assez fréquemment à différents intervalles.

Quand nous la vîmes, au mois de juin de cette année, elle présentait un assez bon état de santé générale ; mais la pauvre malade, avec ses multiples cicatrices, formait un véritable musée pathologique.

On remarquait au niveau du flanc droit et de la région crurael droite, un certain nombre de nodosités sous-cutanées, non adhérentes à la peau, de la grosseur d'une noisette, non douloureuses.

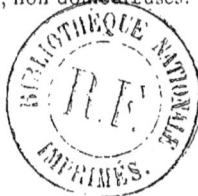

BIBLIOGRAPHIE

Vivenot. — Palermo und seine Bedeutung, als climatischer Cu-
rort. Erlangen, 1860.

Dr Isambart Owen. — Notes on Sicily as a Winter Resort. *Bri-
tish med. Journal*, jan. 10, 1891, p. 85.

The Lancet, special Commission upon Sicily as a Health Resort
(printed by Barbera). Florence, 1898.

Dictionnaire encyclopédique des sciences médicales, articles :
Climat, Palerme, Syphilis.

Service hydrographique de la marine, instructions nautiques sur
les côtes Ouest et Sud d'Italie et sur les côtes de Sardaigne et
de Sicile. Imprimerie Nationale, 1891.

E. Reclus. — Nouvelle géographie universelle, t. I.

G. Vuillier. — La Sicile. Hachette et Cie.

R. Bazin. — Sicile. Calmann-Lévy.

En Sicile, guide du savant, du touriste, publié sous la direction
de M. Ollivier, directeur de la *Revue générale des sciences,*
1901. Flammarion.

Dr A. Bordier. — *La géographie médicale.*

Dr Callari. — La Lepra in Sicilia, in *Giornale Italiano delle
malattie veneree e della pelle,* fasc. III, 1899.

Dr Dom Sauton. — La léprose.

Drs Callari et La Mensa. — La Prostituta siciliana, in *Rassegna
internazionale della medicina moderna.* Catania, 1901.

Jullien. — Influence du climat sur la syphilis, in *Traité des ma
ladies vénériennes.*

Rey. — De la syphilis suivant les races et les climats, in *Annales de dermatologie et de syphiligraphie,* 2ᵉ série, t. I, 1880.

Sigmund. — Die Syphilis in Italien, in *Archiv für Dermatologie und Syphilis,* 1872.

Dᵣ G. Pitrè. — *Medicina popolare siciliana.* Palermo, Clausen, 1896.

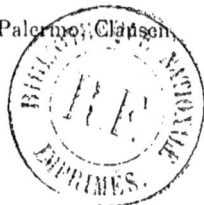

TABLE DES MATIÈRES

Chapitre IV

Chapitre V

Conclusion.

Appendice

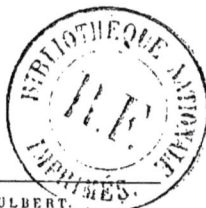

CHARTRES. IMPRIMERIE DURAND, RUE FULBERT.